9.80

Rosemarie Franke
Ernährungsberaterin, Diätküchenleiterin

Moderne Diät bei Erkrankungen der Bauchspeicheldrüse

mit praktischen Rezept-Abwandlungen
für die ganze Familie
und Diätkompaß

Einführung: Prof. Dr. med. Helmut Canzler,
Department Innere Medizin
der Medizinischen Hochschule Hannover
Leiter der Arbeitsgruppe für Klinische Diätetik

Gräfe und Unzer

Die Farbfotos gestaltete das Teubner-Studio, Füssen, die Zeichnungen Ingrid Schütz, München

Das Titelfoto zeigt Geschmorte Hasenkeulen (Rezept Seite 44), Salzkartoffeln (Seite 64) und Kressesalat mit Radieschen (Rezept Seite 32)

3. Auflage

Verlagsredaktion: Erika Freund, München.
Einbandgestaltung: Heinz Kraxenberger.
Satz, Druck und Bindung: Ludwig Auer, Donauwörth

ISBN 3-7742-1617-7

Inhalt

Ein Wort zuvor

Wem vom Arzt Diät verordnet wurde, der empfindet dies meist als recht harten Eingriff in bisherige Lebensgewohnheiten. Ist ihm nun alles verboten? Darf Essen keine Freude mehr machen?

Gewiß legt eine Diät manche Beschränkungen auf. Denn es müssen ja die betroffenen Organe geschont und ihre Funktionen wieder normalisiert werden. Trotzdem aber kann Diät abwechslungsreich und geschmacklich reizvoll sein. Das beweist dieser Band aus der neuen Ratgeberreihe MODERNE DIÄT mit seinen ausgesuchten und gründlich getesteten Rezepten. Auch die Farbbilder zeigen es: Das ist DIÄT, DIE SCHMECKT!

Betroffen von der verordneten Diät ist nicht nur der Patient, sondern auch die kochende Hausfrau. Ihr wollten wir das Leben so leicht wie möglich machen. Vor allem soll sie nicht „doppelgleisig" kochen müssen – für den Diätbedürftigen und für die übrige Familie. So sind zwar alle Rezepte für den Diätesser bestimmt, können aber ohne viel Umstände abgewandelt werden für jene Familienmitglieder, die zum Beispiel schärfer gewürzte und fettreichere Speisen lieben.

Sämtliche Zutaten sind in Gramm angegeben, denn exakte Zutatenmengen sind bei einer Diät wichtig, daneben aber auch in anderen Maßeinheiten (Tasse, Löffel).

Bei allen Rezepten sind wir davon ausgegangen, daß sie preisgünstig sein sollen und nicht viel Küchenarbeit erfordern dürfen. Wo immer das anging, wurden daher vorgefertigte oder Tiefkühlprodukte verwendet.

Tageskostpläne werden absichtlich nicht geboten, weil man sie oft als umständlich, unbequem und einengend empfindet.

Dafür wurden zu jedem Rezept die Nährstoffmengen sowie die Kalorien bzw. Joulewerte angegeben (die Joule ist jene Energieeinheit, die ab 1974 die Kalorie ablöst. Doch hat die Kalorie noch bis 1977 Geltung). Auf diese Weise können für jeden Tag ernährungsphysiologisch ausgewogene Mahlzeiten zusammengestellt werden, die alle wichtigen Nähr- und Wirkstoffe enthalten.

Die medizinische Einführung von Professor Dr. med. Helmut Canzler liefert zur Küchenpraxis den wissenschaftlichen „Unterbau". Hier werden Funktionen und Erkrankungsmöglichkeiten des betroffenen Organs und die Wirkungsweise der Diät erklärt.

Sicher wird jeder, der mehrere Wochen lang nach diesen Diätrezepten „bekocht" worden ist, überrascht sagen: „Diät essen macht ja Vergnügen – und es bekommt mir ausgezeichnet!"

Medizinische Einführung

von Prof. Dr. med. Helmut Canzler
Department Innere Medizin der
Medizinischen Hochschule Hannover
Leiter der Arbeitsgruppe Klinische Diätetik

Aufgaben und Funktion der Bauchspeicheldrüse

Die **Bauchspeicheldrüse** *(Pankreas)* ist die größte und wichtigste Verdauungsdrüse des Organismus. In den Zellen dieser Drüse werden täglich 1–2 Liter Bauchspeichel gebildet, der über ein System von Gängen in einen größeren Kanal, den Pankreasgang, geleitet wird. Der Pankreasgang mündet zusammen mit dem Gallengang in den Zwölffingerdarm. Die Bauchspeicheldrüse ist etwa 15–20 cm lang und wegen ihrer verborgenen Lage für den Chirurgen schwer zugänglich. Sie zieht sich vom Zwölffingerdarm hinter dem Magen und den anderen Organen des Oberbauchs linksseitig bis zur Milz hin.

Der **Bauchspeichel** oder **Pankreassaft** enthält eine große Anzahl verschiedener Enzyme zur Verdauung von Kohlenhydraten, Fetten und Eiweißstoffen der Nahrung. Außerdem enthält er größere Mengen von Bicarbonat, welches den stark sauren Speisenbrei, der aus dem Magen schubweise in den Zwölffingerdarm übertritt, neutralisiert. Die Magensalzsäure würde sonst die Verdauungsenzyme des Pankreas in ihrer Wirksamkeit beeinträchtigen.

Die wichtigsten Enzyme des Bauchspeichels sind:

a-Amylase –
ein Enzym, welches Stärke zu Dextrinen und Malzzucker spaltet,

Lipase –
ein Enzym, welches aus den Nahrungsfetten Fettsäuren abspaltet und damit die Verdauung der Fette einleitet,

Proteinasen –
Enzyme, welche die großen Eiweißmoleküle der Nahrung in kleinere Einheiten (Peptide) oder in ihre Grundbausteine, die Aminosäuren, zerlegen. Im Pankreassaft finden sich u. a. die Proteinasen Trypsin und Chymotrypsin.

Die Absonderung von Pankreassaft beginnt bereits, wenn Nahrung aufgenommen wird. In Ruhe, das heißt im Nüchternzustand, wird kaum Pankreassaft abgegeben. Größere Mengen gibt die Bauchspeicheldrüse jedoch erst dann ab, wenn Speisenbrei aus dem Magen in den Zwölffingerdarm übertritt. Ein komplizierter Steuerungsmechanismus sorgt dafür, daß Enzym- und Bicarbonatgehalt des Pankreassaftes der Zusammensetzung der Nahrung angepaßt sind.

Lange Zeit war es unverständlich, daß ein so aktives Verdauungssekret das Drüsengewebe selbst nicht angreift. Inzwischen weiß man, daß die eiweißverdauenden Enzyme, die Proteinasen, zunächst nur in einer unwirksamen Vorstufe gebildet werden. Erst am Ort der Verdauung, im Zwölffingerdarm, werden diese unwirksamen Vorstufen in die aktiven Enzyme umgewandelt. Nur kurze Zeit bleiben die Enzyme wirksam, dann verfallen sie selbst einem Abbau, und Hemmstoffe sorgen dafür, daß sie nach erfüllter Aufgabe keinen Schaden anrichten können.

Was bedeutet „Verdauung"?

Sinn der Verdauungsvorgänge ist es, die großen und wasserunlöslichen Moleküle der meisten Nährstoffe zu spalten und chemisch umzuwandeln in kleine, wasserlösliche Moleküle. So werden die Kohlenhydrate der Nah-

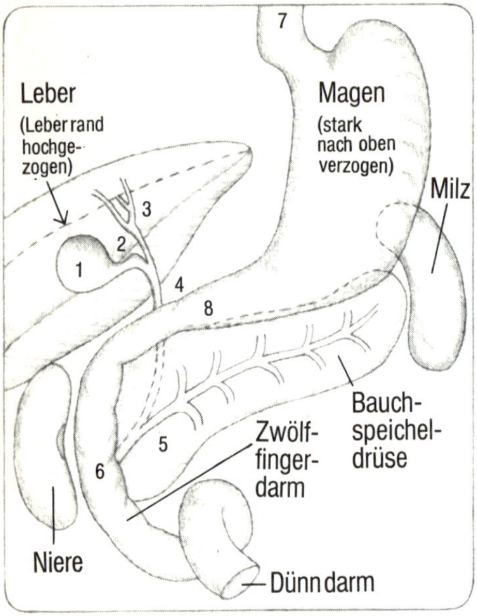

Schematische Darstellung der Baucheingeweide. 1. Gallenblase, 2. Gallenblasengang, 3. Lebergang, 4. Leber-Gallen-Gang, 5. Pankreasgang, 6. Mündung von Leber-, Gallen- und Pankreasgang, 7. Mageneingang, 8. Magenausgang.

rung (Stärke, Rohrzucker, Milchzucker) gespalten zu einfachen Zuckern (Trauben-, Frucht- und Schleimzucker). Eiweiß wird gespalten in seine Bausteine, die Aminosäuren. Bei den Fetten ist der Verdauungsvorgang komplizierter. Sie werden zunächst mindestens teilweise in Glycerin und Fettsäuren gespalten, danach werden sie mit Hilfe von Gallensäuren und anderen Bestandteilen des Gallensaftes in einen emulsionsartigen Zustand gebracht. Nur in verdauter Form können Nährstoffe von den Zellen der Darmwand aufgenommen und an die Transportsysteme des Körpers – Blut und Lymphe – weitergegeben werden.

Die Enzyme des Bauchspeichels leisten die Hauptarbeit beim chemischen Abbau der Nährstoffe. Zwar wird die Verdauung des Kohlenhydrats Stärke bereits von der Amylase der Mundspeicheldrüsen begonnen, und die Verdauung der Eiweißstoffe wird von Pepsin, einer Proteinase des Magensaftes eingeleitet – aber neben der großen Verdauungskapazität des Bauchspeichels spielt das eine geringe Rolle. Auch die im Darmsaft enthaltenen Enzyme können die des Bauchspeichels nicht ersetzen.

Ein **Ausfall der Bauchspeicheldrüse** führt folglich zu schwerster Beeinträchtigung aller Verdauungsvorgänge. In erster Linie ist immer die Fettverdauung betroffen, weil weder im Mundspeichel noch im Magensaft noch im Darmsaft wesentliche Mengen fettspaltender Enzyme (Lipasen) vorkommen. Die Folge eines Ausfalles der Bauchspeicheldrüse *(Pankreasinsuffizienz)* sind daher:

- Durchfälle mit hohem Fettgehalt des Stuhles.
- Mangelhafte Ausnutzung der zugeführten Nährstoffe.

Daraus entwickeln sich innerhalb von Monaten bis Jahren:

- Gewichtsabnahme.
- Zustände schwerer allgemeiner Unterernährung.
- Mangelerscheinungen durch Unterzufuhr fettlöslicher Vitamine.
- Zeichen eines Calciummangels.

Der mangelhaften Ausnutzung von Nährstoffen kann nicht einfach durch Steigerung der Nahrungszufuhr begegnet werden. Die im Stuhl ausgeschiedenen Fette binden Calcium und fettlösliche Vitamine. Außerdem führt der hohe Gehalt des Stuhles an unausgenutzten Nährstoffen zu starker Vermehrung von Darmkeimen und unerwünschter

Zusammensetzung der Darmflora. Das wiederum führt zu verstärkten Durchfällen und weiteren Nährstoffverlusten.

Die Bauchspeicheldrüse enthält außer den Zellen, die den Bauchspeichel produzieren, noch Inseln eines völlig anderen Zelltyps, die keinen Anschluß an das Pankreasgang-System haben. Diese Zellen bilden die Hormone **Insulin** (b-Zellen) und **Glukagon** (a-Zellen) und geben sie an das Blut ab. Diese Hormone regulieren die Verwertung von Glukose in den Körperzellen und die Höhe des Blutzuckerspiegels. Ausfall der Insulinsekretion führt zur Zuckerkrankheit *(Diabetes mellitus)*. Bei sehr ausgedehnten und fortgeschrittenen Pankreaserkrankungen und vor allem nach Operationen am Pankreas muß immer mit dem Auftreten eines Diabetes gerechnet werden. Auf die in diesem Zusammenhang auftretenden diätetischen Probleme wird jedoch im Rahmen dieses Buches nicht eingegangen.

Erkrankungen der Bauchspeicheldrüse

1. Akute Pankreatitis

Die akute Pankreatitis ist eine schwere Erkrankung mit heftigen, kolikartigen Leibschmerzen, Zeichen des Schocks (Herzjagen, Schweißausbruch, Kreislaufkollaps), Brechreiz und Erbrechen. Die Leibschmerzen treten plötzlich, manchmal wie aus heiterem Himmel auf. Oft sind sie gürtelförmig im Oberbauch lokalisiert, mehr links- als rechtsseitig. Es besteht Lebensgefahr.

Akute Pankreatitiden können durch reichliche Mahlzeiten ausgelöst werden, vor allem solche mit fettreichen Speisen und Alkoholkonsum (Festlichkeiten!). Besonders gefährdet sind Gallensteinträger.

Wahrscheinlich kommt es bei akuter Pankreatitis zu einer vorzeitigen Aktivierung von Enzymen im Pankreasgang und Selbstverdauungsprozessen in der Bauchspeicheldrüse. Jedenfalls findet man schwerste Zerstörungen im Gewebe der Bauchspeicheldrüse und in ihrer Umgebung.

In jedem Falle ist umgehende Krankenhausaufnahme notwendig. Solange noch akute Erscheinungen bestehen, erfolgt überhaupt keine Nahrungszufuhr auf normalem Wege. Die Ernährung wird ausschließlich intravenös durchgeführt. Nach 8–14 Tagen erfolgt ein vorsichtiger **Kostaufbau** (siehe Seite 8).

2. Chronische Pankreatitis

Chronisch-entzündliche Erkrankungen der Bauchspeicheldrüse sind keineswegs selten. Sie können mit Verengungen oder Verschluß des Pankreasganges oder des Gallenausganges an der Einmündung in den Zwölffingerdarm durch Steine oder Krebswucherungen zusammenhängen. Besonders häufig treten sie bei chronischem Alkoholismus auf, meist gleichzeitig mit Leberentzündungen *(chronische Hepatitis)*. Auch im Zusammenhang mit bestimmten Stoffwechselstörungen, zum Beispiel Blutfettvermehrungen *(Hyperlipidämien)*, können akute oder chronische Pankreatitiden vorkommen.

Die Erscheinungen sind sehr unterschiedlich und bestehen in leichten bis schweren Leibschmerzen, Übelkeit, Brechreiz. Erbrechen und Durchfälle können, aber müssen nicht auftreten. Oft verläuft die Krankheit in Schüben, wobei akutere Episoden durch Alkohol oder Ernährungsfehler ausgelöst werden können. Die Diätvorschläge dieses Bandes beziehen sich ausschließlich auf solche chronisch-entzündlichen Pankreaserkrankungen.

3. Pankreasinsuffizienz

Zur Funktionsunfähigkeit der Bauchspeicheldrüse kommt es:

- Im Verlaufe von akuten oder chronischen Pankreatitiden, wenn soviel Drüsengewebe zerstört wurde, daß nicht mehr genug funktionsfähige Drüsenzellen verbleiben.
- Nach chirurgischen Eingriffen am Pankreas (Total- oder Teilentfernung).
- Bei Kleinkindern auf Grund einer angeborenen Störung mit fehlerhafter Schleimproduktion der Körperdrüsen *(Mucoviscidose).*

Bei Pankreasinsuffizienz treten voluminöse, breiige, seltener wäßrige Durchfälle auf. Der Stuhl kann sehr viel Fett enthalten und sieht dann lehmartig grau aus bei salbenförmiger Konsistenz. Diese Durchfälle bleiben auch unter üblicher Schonkost bestehen. Zusätzlich leiden die Kranken unter Blähungen und Druckgefühl im Leib. Meist besteht eine langsame, aber unaufhaltsam fortschreitende Gewichtsabnahme, die im Verlauf von Monaten oder Jahren zu Zuständen schwerster Unterernährung führen kann.

Die diättherapeutischen Maßnahmen bei Pankreasinsuffizienz unterscheiden sich wesentlich von denen bei chronischer Pankreatitis mit noch ausreichender Verdauungsfunktion. Auf die wichtigsten Therapiemaßnahmen wird weiter unten kurz eingegangen. Da die Spezialdiäten zur Therapie der Pankreasinsuffizienz vom Arzt zusammen mit Medikamenten individuell für jeden Fall verordnet werden müssen, können sie in diesem Buch keine eingehendere Berücksichtigung finden.

Diätetische Maßnahmen

1. Kostaufbau

Nach akuter Pankreatitis oder einem akuten Schub bei chronischer Pankreatitis hat ein vorsichtiger qualitativer wie quantitativer Kostaufbau zu erfolgen, dessen Zeitdauer von der Schwere der Erscheinungen abhängig ist. In den ersten Stufen dieses Kostaufbaus ist ein erhebliches Defizit an Kalorien und an essentiellen Nährstoffen nicht zu umgehen.

Ziel der Diätmaßnahmen ist **die Vermeidung von sekretionsauslösenden Reizen zur Vermeidung eines Rückfalls.**

Stufe 1:
Nach Nahrungskarenz (mindestens 24 Std.) Beginn mit gesüßtem Tee, Zwieback, Nährmittel-Schleimsuppen in Wasser gekocht. In dieser Phase werden fast nur Kohlenhydrate zugeführt.

Stufe 2:
Einbau eiweißhaltiger Lebensmittel mit minimalem Fettgehalt: Magermilch, Magerquark, Eischnee, extrem fettarmes, bindegewebsarmes Fleisch, mageres Fischfilet (gekocht).

Stufe 3:
Einbau etwas ballaststoffreicherer Lebensmittel wie Weißbrot, Knäckebrot, Kartoffeln, einiger Gemüsesorten (Karotten, Spargelspitzen, Blumenkohlröschen, geschälte entkernte Tomaten, zarte Schwarzwurzeln) in kleinen Mengen.

Stufe 4:
Vorsichtiger Einbau von Fetten, Steigerung der Fettmenge in Stufen von je 10 g bis zu einer Gesamtmenge von etwa 50 g.

Butterfett wird am besten vertragen, aber

auch gute Diätmargarinen (siehe Seite 13) sind geeignet.

Die unsichtbaren Fette werden weiterhin minimal gehalten. Erlaubt sind milde, magere Käsesorten und fettarme Milchprodukte.

Stufe 5:
Erweiterung der Nahrungsmenge und der Lebensmittelauswahl allmählich und nach Verträglichkeit bis zur „fettarmen Schonkost".

2. Fettarme Schonkost

Sie ist Endstufe des Kostaufbaus nach akuter Pankreatitis, Dauerkost bei chronischer Pankreatitis.

Die Kost ist ernährungsphysiologisch vollwertig und entspricht einer Schonkost mit besonderer Berücksichtigung leichtverdaulicher Nahrungsfette, wie im folgenden Teil ausführlicher dargelegt. Der Gesamtfettgehalt ist dabei nur mäßig eingeschränkt gegenüber einer normalen Kost.

Wichtig ist die Vermeidung umfangreicher Mahlzeiten, die Tageskost sollte auf etwa 6 Mahlzeiten verteilt werden. Die Diätetik verfolgt mit dieser „fettarmen Schonkost" zwei Ziele:

- Die Vermeidung von akuten Pankreatitis-Schüben.
- Die Minderung oder Vermeidung von Beschwerden.

Die Beeinflussung der chronisch-entzündlichen Prozesse in der Bauchspeicheldrüse selbst ist nur durch Ausschaltung der jeweiligen Ursache möglich, die Diätetik kann hierzu nur wenig beitragen. Deshalb darf man sich weitgehend nach der subjektiven Verträglichkeit der Speisen richten („erlaubt ist, was bekommt"). Von besonderer Bedeutung ist die Vermeidung auch kleinerer Mengen Alkohol. Dabei ist es gleichgültig, ob es sich um konzentriertere alkoholische Getränke (Cognak, Schnäpse, Liköre) oder um Weine oder um Bier handelt.

3. Kost bei Pankreasinsuffizienz

Bei mangelhafter Verdauungsfunktion der Bauchspeicheldrüse werden Pankreasenzympräparate, die aus tierischen Bauchspeicheldrüsen gewonnen werden, zu den Mahlzeiten gegeben. Das ist aber in vielen Fällen nicht ausreichend. Es muß dann eine besonders leicht verdauliche Spezialdiät verordnet werden. Ziel der Diätmaßnahmen ist es

- Die Fettdurchfälle und weitere Nährstoffverluste soweit als möglich zu vermeiden.
- Eine möglichst normale Zusammensetzung der Darmflora zu erhalten.
- Eine ausreichende Versorgung des Organismus mit allen essentiellen Nährstoffen sicherzustellen.
- Subjektive Beschwerden zu vermeiden oder zu lindern.

Dazu muß der Fettgehalt der Kost entsprechend der Restfunktion des Pankreas eingeschränkt werden. Eventuell sind anstelle üblicher Kochfette Öle mit mittelkettigen Fettsäuren (MCT-Öle) und anstelle üblicher Streichfette MCT-Margarine zu verwenden. Diese MCT-Fette werden vom Darm auch ohne vorhergehende Verdauung rasch aufgenommen. Sie sind nicht im freien Handel erhältlich, sondern müssen direkt über die Herstellerfirma bezogen werden (Näheres siehe Seite 12). MCT-Fette sollen nur auf ärztliche Verordnung hin verwendet werden und eignen sich nicht als Speisefette für die gesunden Familienmitglieder. MCT-Fette erfordern eine besondere küchentechnische Behandlung.

Häufig werden in einer solchen Kost zur Anreicherung weitere halbsynthetische Nährstoffe verwendet, zum Beispiel Malto-Dextrine, Proteingemische.

Bei Patienten mit Pankreasinsuffizienz muß der Ernährungszustand in regelmäßigen Abständen ärztlich überwacht werden, damit auftretende Mangelerscheinungen rechtzeitig erkannt und behandelt werden können.

Zum Schluß sei den an *chronischer Pankreatitis* leidenden Patienten – und für sie ist, wie schon erwähnt, dieses Kochbuch bestimmt – gesagt, daß eine Pankreasdiät durchaus mit dem Wunsch nach abwechslungsreicher Kost in Einklang zu bringen ist. Die Rezepte dieses DIÄT-Ratgebers vermögen hier wertvolle Anregungen zu geben.

Allgemeine Diätetik

In der medizinischen Einführung wurde ausführlich behandelt, welche diätetischen Maßnahmen notwendig sind, um die verschiedenen Erkrankungen der Bauchspeicheldrüse im akuten Stadium günstig zu beeinflussen.

In diesem Kapitel soll nun auf jenen Personenkreis eingegangen werden, für den die Rezepte dieses Kochbuches gedacht sind: Patienten, die wegen einer **chronischen Pankreatitis** (Entzündung der Bauchspeicheldrüse) Diät einhalten müssen.

Diese Pankreasdiät ist einer Diät, wie sie Patienten mit einer chronischen Erkrankung der Gallenblase und/oder der Gallenwege empfohlen wird, in vielem ähnlich (meist sind ja auch bei Pankreaserkrankungen Gallenblase und Gallenwege mitbeteiligt). Sie **unterscheidet** sich jedoch darin, daß der **Auswahl der Fette** und der täglich verzehrten **Fettmenge** noch weit größere Beachtung geschenkt werden muß, da bei Pankreaspatienten der Aufschluß der Fette, der Voraussetzung für ihre Aufnahme in die Blutbahn ist, gestört ist. Außerdem ist Alkohol in jeder Form strikt verboten.

Wie bei fast allen Diäten können auch bei der Pankreasdiät – sieht man vom Fettverzehr und vom Alkoholverbot ab – keine für alle Patienten gültigen Gebote und Verbote gegeben werden. Es ist durchaus möglich, daß dem einen Beschwerden verursacht, was von einem anderen beschwerdefrei vertragen wird. Daher ist es unbedingt nötig, daß man sich selbst beobachtet, um herauszufinden, welche Speisen zuträglich sind. Dann allerdings gilt: Erlaubt ist, was bekommt!

An die folgenden diätetischen Grundregeln sollte man sich jedoch in jedem Fall halten:

- Keine umfangreichen Mahlzeiten! Die tägliche Nahrungsmenge soll auf etwa 6 kleine Mahlzeiten über den ganzen Tag verteilt werden. In Ruhe essen und gut kauen! Speisen und Getränke dürfen nicht zu heiß und nicht zu kalt sein.

  Lassen Sie sich auch bei Festessen, wie sie an Geburtstagen, bei Hochzeiten und an Feiertagen üblich sind, nicht zu üppigen, fetthaltigen Mahlzeiten verführen. Es kommt sonst leicht zu einem Krankheitsschub, der mit krampfartigen Magen- und Leibschmerzen und mit Durchfall einhergeht, wie in der Medizinischen Einführung Seite 7 beschrieben. (Haben Sie aber einmal einen Diätfehler begangen und unter seinen Folgen zu leiden, so müssen Sie mehrere Tage lang eine strenge Diät halten. Siehe Medizinische Einführung Seite 8.)
- Die Kost muß kalorisch ausreichend sein und alle Nähr- und Wirkstoffe in ausgewogener Mischung enthalten (siehe darüber Kleine Ernährungslehre Seite 15).
- Die Mahlzeiten sollen leicht verdaulich sein. Auf alles, was für die Verdauungsorgane schwer aufschließbar ist, also auf rohfaserreiche pflanzliche Nahrungsmittel, verzichtet man besser. So werden Kohlarten, Hülsenfrüchte, Zwiebeln, Gurkensalat, unreifes, saures Obst, ungeschälte rohe Birnen sowie Pflaumen erfahrungsgemäß schlecht vertragen. (Mehr über nicht empfehlenswerte Nahrungsmittel im Diätkompaß Seite 13).

Wie bereits weiter oben gesagt, spielt das **Fett** in der Pankreasdiät eine wichtige Rolle. Die erlaubten **Fettmengen** – dazu gehören Streichfette, Kochfette und die versteckten Fette in Fleisch, Wurstwaren, Eigelb, Käse, Nüssen und so weiter – sollte man sich vom behandelnden Arzt angeben lassen.

Neben der Fettmenge ist von entscheidender Wichtigkeit die **Qualität des Fettes.** Gut vertragen werden von den meisten Patienten Fette mit einem niedrigen Schmelzpunkt, zum Beispiel Butter und Pflanzenmargarine, sowie Fette mit einem hohen Anteil an mehrfach ungesättigten Fettsäuren wie becel-Diätmargarine und -Öl, die Neue Eden-Margarine, Sonnenblumen-, Maiskeim-, Weizenkeim- und Safloröl. Auch von diesen Fetten dürfen jedoch nur kleine Mengen oder täglich höchstens 60–70 g insgesamt verwendet werden. Dazu gehören neben Streich- und Kochfetten auch die versteckten Fette. Kochfette dürfen nicht stark erhitzt werden, da die Verträglichkeit sonst weniger gut ist. An Gemüse gibt man Butter oder Margarine am besten erst nach dem Garen.

Wenn der Verdacht besteht, daß die Nahrungsfette schlecht genutzt werden – dieser Verdacht besteht immer, wenn Durchfälle auftreten, die sich nicht durch Diätfehler erklären lassen; letzte Sicherheit gibt die Stuhluntersuchung durch den Arzt –, sollte der Patient überwiegend Fette mit mittelkettigen Triglyzeriden verwenden. Diese sogenannten MCT-Fette eignen sich ihrer chemischen Zusammensetzung wegen besonders bei schweren Störungen der Fettresorption (siehe auch Medizinische Einführung Seite 9). Sie werden schneller resorbiert als andere Fette. Die Umstellung auf MCT-Fette darf jedoch nicht plötzlich erfolgen, sondern muß langsam vorgenommen werden, da größere Mengen dieser Fette Nebenwirkungen wie Leibschmerzen, Erbrechen und Kopfschmerzen hervorrufen können. Man sollte sich vorher auch unbedingt mit dem Arzt besprechen. MCT-Fette sind unter dem Namen Ceres-Margarine und Ceres-Öl erhältlich, jedoch nicht im Handel, sondern nur direkt von der Union Deutsche Lebensmittelwerke GmbH, 2 Hamburg 50, Postfach 1020. Auch die Firma Rau in 4501 Hilter/Tw. stellt MCT-Margarine und -Öl her.

Erwähnt sei noch, daß MCT-Fette je Gramm nur 8,3 Kalorien (etwa 35 Joule) liefern gegenüber den üblichen Fetten mit 9,3 Kalorien je Gramm (etwa 40 Joule).

Die Eiweißträger sollen nur in magerer Form verwendet werden, also mageres Fleisch, magere Wurstsorten, magerer Fisch, fettarme Mager- und Buttermilch, Magerjoghurt, Magerquark, Käsesorten bis zu 30% Fett i. Tr. Vollmilch und Schlagsahne, auch rohes Eigelb und rohes Schweinemett werden häufig schlecht vertragen. Man streicht sie entweder ganz vom Speisezettel oder verwendet sie nur in kleinen Mengen.

Was die **Zubereitungsarten** betrifft, so sollte auf stark gebratene, gepökelte, geschmorte, geröstete und im Fettbad gegarte Speisen wegen ihrer schweren Verdaulichkeit ganz verzichtet werden (siehe darüber auch Seite 17).

Von den **Gewürzen** sind Pfeffer – vor allem sehr scharfe Pfefferarten –, Paprikapulver, scharfer Senf und Essig aus Essigessenz, in manchen Fällen auch Weinessig, erfahrungsgemäß schlecht verträglich.

Fassen wir als wichtigste Punkte einer Pankreasdiät zusammen:

- Auf die Auswahl der Fette achten! Die Fettmenge vom Arzt bestimmen lassen.
- Magere Fleisch-, Wurst- und Fischsorten wählen, ebenso Milch und Milchprodukte der Magerstufe.
- Rohes und halbgares Fleisch ist ungeeignet.
- Zu große und fettreiche Mahlzeiten meiden. Die tägliche Nahrungsmenge auf etwa 6 kleine Mahlzeiten verteilen.
- Alkohol in jeder Form ist absolut verboten!

Diätkompaß

Wenn Sie häufig im Gasthaus essen müssen und gezwungen sind, aus einer vielleicht recht umfangreichen Speisekarte das für Sie Bekömmliche auszuwählen, dann empfiehlt es sich, diese Liste herauszulösen und in Brief- oder Handtasche zu verwahren, damit Sie sich jederzeit schnell orientieren können. Noch besser – weil für das Buch schonender – wäre es allerdings, wenn Sie diese Seiten ablichten ließen.

	empfehlenswert	nicht empfehlenswert
Fleisch, Geflügel, Wild	Kalb, Rind (mager), Schweinefilet, Lamm, Tatar (aber nicht roh!), Herz, Nieren, Hirn, Bries, Leber, Zunge, Huhn, Hähnchen, Poularde, Pute, Taube, Fasan, Wildente, Kaninchen, Hase, Reh, Hirsch, Wildschwein	fettes Fleisch von Rind, Schwein, Hammel, stark gepökeltes Fleisch, scharf gebratenes Fleisch, panierte, in Fett ausgebakkene Fleischstücke, fettes Geflügel (Ente, Gans), rohes oder halbgares Fleisch
Suppen, Saucen	magere Fleischbrühe, Gemüsebrühen, leicht gebundene Suppen	fette Fleischbrühe, Mayonnaise, Buttersaucen (Sauce Hollandaise, Sauce béarnaise)
Streichfette, Öle	Butter, Pflanzenmargarine und Pflanzenöle mit einem hohen Anteil an mehrfach ungesättigten Fettsäuren (z. B. becel-Öl, becel-Margarine, Sonnenblumen-, Weizenkeim-, Maiskeim- und Safloröl, Eden spezial.	Schweineschmalz, Talg, Speck
Fisch, Schaltiere	Schellfisch, Rotbarsch, Seelachs, Kabeljau, Flunder, Scholle, Seezunge, Forelle, Hecht, Schleie, Krabben, Hummer, Krebse, Fischsülze, frischer Thunfisch	Karpfen, Hering, Aal, Makrele, Lachs, Heilbutt, Steinbutt, Thunfisch in Öl, Ölsardinen, Räucheraal
Kartoffeln, Beilagen	Pellkartoffeln, Salzkartoffeln, Kartoffelpüree, Kartoffelklöße aus gekochten Kartoffeln, Reis, Teigwaren (Nudeln, Spaghetti, Makkaroni)	Pommes frites, Kartoffelsalat mit Mayonnaise, Kartoffelpuffer, stark geröstete Bratkartoffeln
Gemüse, Salat	junge Möhren, junge Kohlrabi, Spargel, Broccoli, Blumenkohl, Prinzeßbohnen, Spinat, Sauerkraut, junge Erbsen, Rettich, rote Bete, Sellerie, Tomaten ohne Haut, Gurken als Gemüse, Pilze nach Verträglichkeit, Chicorée, Kresse, Kopf-, Feld- und Endiviensalat, alle Salate mit gutem Weinessig oder mit Zitrone angemacht	Zwiebeln, roh oder in Fett gebräunt, Hülsenfrüchte, grobe Kohlarten (Weißkohl, Rotkohl, Wirsing) vor allem in Verbindung mit Zwiebeln, Fett und fettem Fleisch

	empfehlenswert	nicht empfehlenswert
Eierspeisen	weiche und verlorene Eier, Eierstich, Schaumomelette, lockeres Rührei, Ei zum Legieren von Suppen, Saucen, Süßspeisen und Aufläufen, bei Eigelb auf Verträglichkeit achten!	hartgekochte Eier, Spiegel- und Rühreier mit Speck
Milch, Milchprodukte	fettarme Milch, Magermilch, Buttermilch (jeweils bis zu 1/2 l täglich), Sauermilchprodukte, Magerjoghurt, Magerquark und Käse bis zu 30 % Fett i. Tr., saure Sahne mit 10%, Kondensmilch mit 5% und 7,5% Fett	sehr fetthaltiger Käse, stark gewürzte Käsesorten
Getreide, Stärkeerzeugnisse	Mehl, Stärkemehl, Hafer- und Weizenflocken, Reis, Grieß, Sago, Puddingpulver, Teigwaren, Weizenkeime, Cornflakes	
Brot, Gebäck	altbackenes Weißbrot, Toast, Zwieback, Knäckebrot, gut ausgebackenes, abgelagertes Mischbrot, Grahambrot, Vollkornbrot, abgelagerter Hefekuchen, Rührkuchen, Biskuitkuchen, Obstkuchen, Honigkuchen, Kekse	frisches Brot, Torten, Blätterteig-Pasteten, in schwimmendem Fett Ausgebackenes (Krapfen, Berliner Pfannkuchen, Kirchweihnudeln)
Zucker, Süßwaren	Haushaltzucker, Fruchtzucker, Traubenzucker, Bienenhonig, Gelee, Marmelade	konzentrierte Süßwaren (Bonbons, Schokolade, Pralinen)
Obst	Äpfel, Birnen (beides geschält), Bananen, Orangen, Mandarinen, Grapefruit, Erdbeeren, Himbeeren, Heidelbeeren, Brombeeren, Melonen, Pfirsiche, Aprikosen. Obst als Kompott besser verträglich.	unreifes Obst, Pflaumen, Stachelbeeren und Johannisbeeren, Äpfel und Birnen mit Schale
Gewürze, Würzsaucen, Kräuter	Kümmel, Anis, Fenchel, Nelken, Zimt, Muskat, Lorbeerblätter, Wacholderbeeren, Piment- und Pfefferkörner, Tomatenmark, Tomatenketchup. Bei Verträglichkeit auch Curry- und Chilipulver, Knoblauch-, Zwiebel- und edelsüßes Paprikapulver in kleinen Mengen, alle Küchenkräuter.	scharfer Senf, Pfeffer und Rosenpaprika in größeren Mengen, englische Saucen, Essig aus Essenz
Getränke	schwarzer Tee, Bohnenkaffee (nach Verträglichkeit), Obst- und Gemüsesäfte, Milchmixgetränke, Milchkakao aus Magermilch oder fettarmer Milch, Kräutertees, Mineralwasser ohne künstlichen Kohlensäurezusatz	**Bei Erkrankungen der Bauchspeicheldrüse ist jeder Alkohol verboten!** starker Bohnenkaffee, kohlensäurehaltige Getränke

Kleine Ernährungslehre

Unsere Nahrungsmittel bestehen aus den energieliefernden
Nährstoffen: Eiweiß, Fett und Kohlenhydrate und aus den
Wirkstoffen: Vitamine, Mineralstoffe und Spurenelemente.

Das **Eiweiß** (Protein) dient in erster Linie als Baustoff und zur Erhaltung der Körperzellen. Erst in zweiter Linie wird es als Energiequelle verwendet. Der gesunde Erwachsene braucht pro Tag mindestens 1 g Eiweiß pro kg Soll-Körpergewicht*. Die tägliche Eiweißzufuhr sollte zu einem Drittel, besser bis zur Hälfte tierischer Herkunft sein.
Tierisches Eiweiß ist überwiegend in Trinkmilch, Magermilch, Dickmilch, Joghurt, Quark, Käse, Fleisch, Fisch und im Ei enthalten.
Pflanzliches Eiweiß findet man in Kartoffeln, Getreideerzeugnissen und Hülsenfrüchten.

Fett ist unter den Nährstoffen die stärkste Energiequelle. Die Art des Fettes wird durch die gesättigten und die mehrfach ungesättigten Fettsäuren bestimmt. Der Tagesbedarf an Fett für einen gesunden Erwachsenen beträgt 1 g pro kg Soll-Körpergewicht. **Sichtbare** Fette sind Koch- und Streichfette wie zum Beispiel Butter, Margarine, Schmalz, Öl und Speck.
Unsichtbares oder **verstecktes** Fett findet man im Fleisch, in der Wurst, in fetten Fischsorten, in Milch, Käse, Eiern und Nüssen.

* Zur Errechnung des Soll-Körpergewichts (= Normalgewicht) dient die sogenannte Broca-Formel: *Körperlänge in cm minus 100 = Soll-Körpergewicht in Kilogramm.*
Beispiel: Körperlänge 170 cm minus 100 = 70 kg Soll-Körpergewicht.

Die **Kohlenhydrate** zählen ebenfalls zu den energieliefernden Nährstoffen. Der Tagesbedarf an Kohlenhydraten für einen gesunden Erwachsenen beträgt 5 g pro kg Soll-Körpergewicht. Als Kohlenhydrate bezeichnet man den Zucker, die Stärke und die Zellulose. Die letztere ist unverdaulich. Sie sind in folgenden Nahrungsmitteln enthalten: im Zucker, im Honig, in der Marmelade, in allen Getreideerzeugnissen (Brot, Haferflocken, Nudeln, Grieß, Reis), in den Kartoffeln und im Obst. In kleineren Mengen kommen die Kohlenhydrate in der Milch und im Gemüse vor. Auch Liköre, Limonade, Obstsäfte und Bier sind kohlenhydrathaltig.

Die **Zellulose** ist ein Ballaststoff und wird vom Körper nicht verdaut. Pflanzliche Nahrungsmittel wie Obst, Gemüse, Vollkornerzeugnisse und Hülsenfrüchte enthalten reichlich Zellulose. Sie füllt den Darm und regt dadurch die Darmtätigkeit an.

Die **Wirkstoffe** (Vitamine, Mineralstoffe, Spurenelemente) sind für die Funktionen des menschlichen Organismus unentbehrlich.

Die **Vitamine** werden eingeteilt in
a) die fettlöslichen Vitamine A, D, E, K, die in fetthaltigen Nahrungsmitteln enthalten sind. Nur die Vorstufe des Vitamin A, das Carotin, findet man in pflanzlichen Nahrungsmitteln (Obst und Gemüse).
b) die wasserlöslichen Vitamine C und die der B-Gruppe. Vitamin C ist vor allem in den Citrusfrüchten, im Beerenobst, aber auch in vielen Obst- und Gemüsesorten enthalten. Die Vitamine der B-Gruppe sind in pflanzlichen und tierischen Nahrungsmitteln enthalten.

Zu den **Mineralstoffen** gehören Calcium, Kalium und Natrium. Bei einer abwechslungsreichen gemischten Kost ist der Mineralstoffbedarf gedeckt. Zu empfehlen ist täglich 1/2 l Trinkmilch (auch Butter- oder Magermilch) wegen des hohen Gehaltes an Calcium (und natürlich an hochwertigem Eiweiß).

Zu den **Spurenelementen** zählen Eisen, Jod und Fluor. Auch hier deckt eine vollwertige und abwechslungsreiche Kost den Bedarf.

Das **Wasser** ist für den menschlichen Organismus ebenfalls von Bedeutung. Es dient zum Beispiel als Lösungs- und Transportmittel der Nährstoffe im Blut. Der Mensch braucht täglich etwa 2 l Flüssigkeit, davon 1 l Trinkflüssigkeit.

Zu den **Geschmacks- und Duftstoffen** zählen die Gewürze. Auch sie sollten in unserer täglichen Kost nicht fehlen, denn sie regen den Appetit an, sorgen für guten Speichelfluß und damit für eine bessere Bekömmlichkeit der Nahrung.

Kalorie und Joule

Der Kalorienbedarf richtet sich nach Geschlecht, Alter, Körpergröße und Arbeitsleistung.

Als Kalorie (Kilokalorie = kcal) bezeichnet man die Wärmemenge, die benötigt wird, um 1 l Wasser um 1° zu erwärmen, genauer gesagt, die Wassertemperatur von 14,5° C auf 15,5° C zu erhöhen. Durch die mit der Nahrung aufgenommenen Nährstoffe findet im Organismus eine Verbrennung statt. Dieser Vorgang setzt Energie frei, und die wiederum wird in Kalorien gemessen.

1974 wurde die Kalorie vom Joule (gesprochen Dschul) abgelöst. In der Medizin wird jedoch auch weiterhin mit Kalorien gerechnet. Die internationale Maßeinheit Joule ist auf der Energie des elektrischen Stroms begründet. Sie wurde nach dem englischen Physiker J. P. Joule benannt.

So sieht die Umrechnung von einer Energieeinheit in die andere aus:

1 Kilokalorie (kcal) = 4,186 Kilojoule (kj)

Wenn wir vereinfachend von Kalorie/Joule sprechen, meinen wir Kilokalorie und Kilojoule.

Im Durchschnitt liefert:

1 g Eiweiß = 4 Kalorien = 17 Joule
1 g Fett = 9 Kalorien = 39 Joule
1 g Kohlenhydrat = 4 Kalorien = 17 Joule
1 g Alkohol = 7 Kalorien = 29 Joule

Tips für die Diätküche

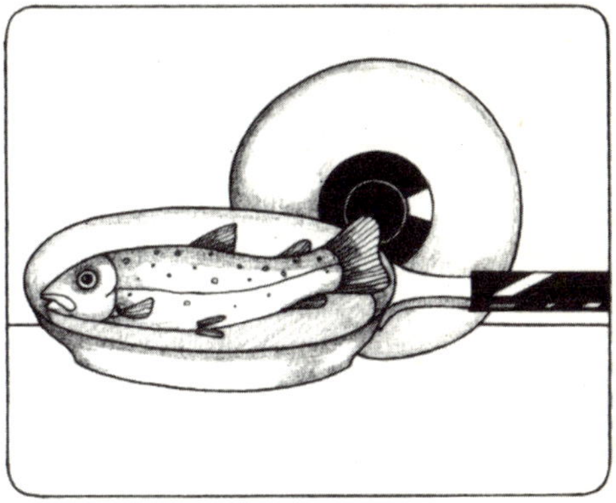

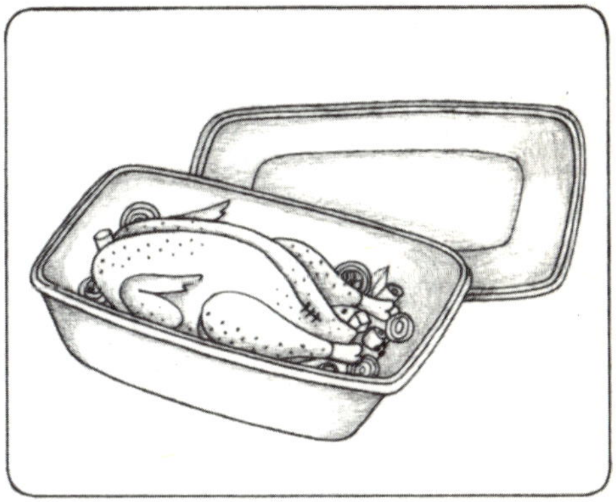

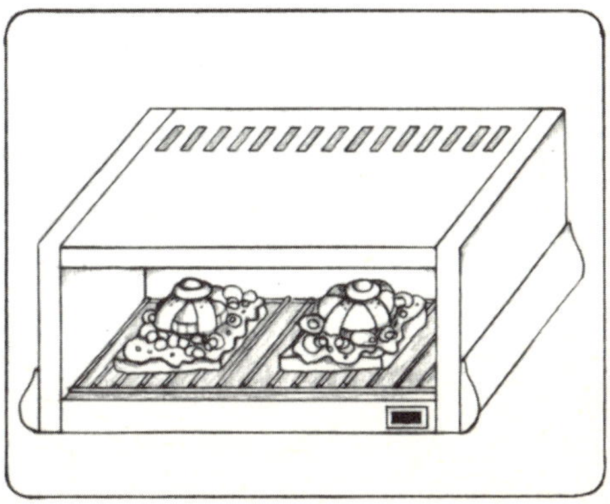

Die geeigneten Gartechniken bei der Pankreasdiät sind für Fleisch und Fisch: grillen, garen in der beschichteten Pfanne, in der Alufolie, der Braten-Klarsichtfolie oder im Tontopf. Beim Schmoren, Braten und Dünsten kommen Sie dabei mit einer geringen Fettmenge aus, und die Geschmacksstoffe bleiben voll erhalten.

Die Kost soll besonders vitaminreich sein. Darum rufen Sie sich am besten schnell die Regeln für die Behandlung von Obst und Gemüse ins Gedächtnis.

Frische Salate und Gemüse nur kurze Zeit aufbewahren, entweder im Gemüsefach des Kühlschranks oder in einer luftigen Vorratskammer. Geputzt, gewaschen und zerkleinert wird das Gemüse nach Möglichkeit erst unmittelbar vor der Zubereitung. Geputztes Gemüse und geschälte Kartoffeln nur kurz kalt waschen oder abbrausen, niemals im Wasser liegenlassen. Die wasserlöslichen Vitamine und Mineralstoffe werden sonst herausgeschwemmt (Ausnahme Blumenkohl. Ihn muß man für etwa 15 Minuten in Salzwasser legen, damit sich alle Schmutzteilchen aus den Röschen lösen können.) Salat wird nach dem gründlichen Waschen in einem Tuch oder im Salatwäscher trockengeschwenkt.

Kann zerkleinertes Gemüse nicht sofort gegart werden, bewahrt man es zugedeckt kühl auf. Dasselbe gilt für gehackte oder fein geschnittene Kräuter. Unter Sauerstoff- und Lichteinwirkung verringert sich der Vitamingehalt rapide!

Obst- und Gemüsesäfte preßt man erst kurz vor dem Trinken aus. Muß man sie aufbewahren, dann zugedeckt und kühl.

Vergessen Sie nie, den Topf, in dem Gemüse gegart wird, zuzudecken, und vermeiden Sie häufiges Umrühren. Das Vitamin C und

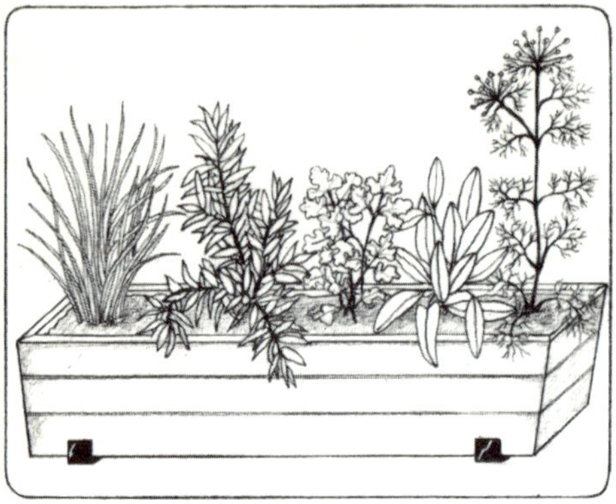

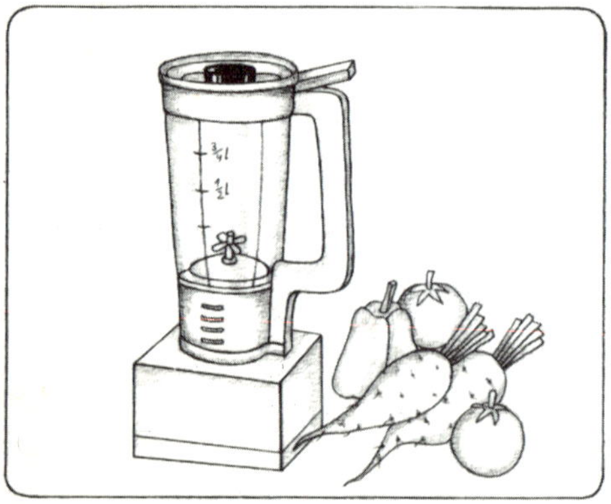

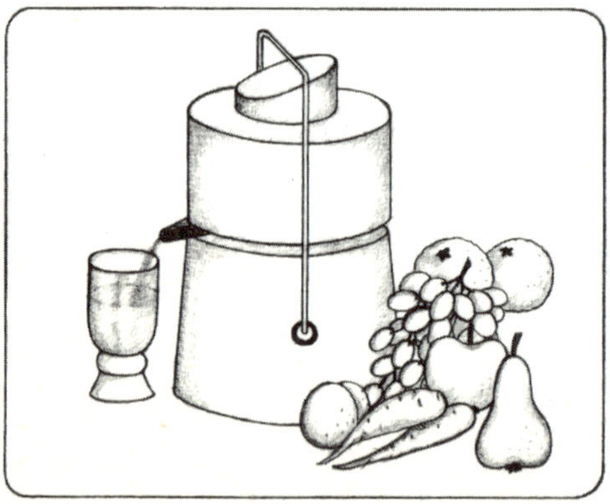

die meisten Vitamine der B-Gruppe sind empfindlich gegen Sauerstoff beziehungsweise gegen Sauerstoff, Licht und Hitze. Deshalb sollten Sie Gemüse und Obst nicht unnötig der Sonne, der Luft und der Hitze aussetzen, um Vitaminverluste zu vermeiden.

Auch zu langes Warmhalten reduziert den Vitamingehalt.

Vorteilhaft ist eine Gartechnik, bei der alle Wirkstoffe – Vitamine und Mineralstoffe – weitgehend erhalten bleiben: kurzes Dünsten mit wenig Wasserzugabe. Besonders geeignet ist auch das Dämpfen im Siebeinsatz (zum Beispiel für Kartoffeln und Blumenkohl). Die zum Dämpfen benötigte geringe Flüssigkeitsmenge sollten Sie weiterverwenden für eine Suppe oder Sauce.

Kochen Sie Gemüsegerichte nicht zu reichlich. Aufgewärmtes Gemüse ist praktisch ohne Wirkstoffe. Läßt sich Aufwärmen einmal nicht vermeiden: schonendes Erwärmen im Wasserbad! Und vor dem Auftragen frische, fein gehackte Kräuter oder rohes, fein zerkleinertes Gemüse untermischen.

Übrigens gewinnt so ziemlich jedes Gericht durch die Zugabe frischer Kräuter. Auch wenn Sie keinen eigenen Garten haben: Auf dem Balkon oder am Küchenfenster läßt sich in Blumentöpfen oder -kistchen ein »Kräuterbeet« anlegen.

Die Geräte, die für die Diätküche gebraucht werden oder empfehlenswert sind, gehören wahrscheinlich bereits zu Ihrer Küchenausrüstung: beschichtete Pfannen und Töpfe, eine Tonform, Mixgerät, Tischgrill, vielleicht auch ein Entsafter. Besitzen Sie noch keinen, sollten Sie seine Anschaffung überlegen. Sie lohnt sich, wenn in Ihrer Familie viel Säfte getrunken werden, und nicht nur vom Diätbedürftigen.

DIE REZEPTE

Die Rezepte sind bestimmt für Patienten mit einer chronisch-entzündlichen Erkrankung der Bauchspeicheldrüse. Im Falle einer schweren akuten Erkrankung wird man vom behandelnden Arzt exakte diätetische Anweisungen erhalten.

Vor dem Start zu lesen

Wie benutzt man dieses Buch?

Natürlich sind in einem Kochbuch die Rezepte das Wichtigste. Bei diesem Bändchen handelt es sich aber nicht nur um eine Rezeptsammlung, sondern darüber hinaus um einen Ratgeber in Diätfragen. Deshalb sollten Sie sich unbedingt die kleine Mühe machen, alle Kapitel aufmerksam durchzulesen. Wer über die Nährstoffe genau Bescheid weiß, wer sich mit der Funktion der gesunden und der kranken Organe vertraut gemacht hat und versteht, warum jenes schadet, dieses nützt, dem leuchten diätetische Vorschriften ohne weiteres ein. Vermutlich wollen Sie nicht nur nach den Rezepten dieses Buches kochen. Kennen Sie das Grundsätzliche einer Diät, das, »worauf's ankommt«, dann können Ihnen auch ohne die Hilfe von Diätrezepten keine schweren Fehler unterlaufen. Und darum sei Ihnen die Lektüre des *ganzen* Buches nochmals ans Herz gelegt.

Nährstoffberechnung

Die Nährstoffberechnung der Rezepte geht vom eßbaren Anteil der Nahrungsmittel aus.

Diätfette

In den Rezepten wird der Einfachheit halber nur von »Diätöl« oder »Diätmargarine« gesprochen. Gemeint sind damit alle Fettarten, die einen besonders hohen Anteil an mehrfach ungesättigten Fettsäuren aufweisen (siehe Diätkompaß, Seite 13). Alle Diätfette dürfen nur kurz erhitzt werden, da die chemische Veränderung, die beim Erhitzen stattfindet, ihrer Wirkung abträglich ist.

Mengenangaben

Bei allen Rezepten sind die Mengen so angegeben, daß Sie auch ohne Waage auskommen. Besser ist es, wenn Sie sich trotzdem eine Diätwaage anschaffen und wenigstens einmal Scheiben von Wurst, Käse, kaltem Braten und ähnlichem abwiegen. Vielleicht pflegen Sie sehr viel dicker zu schneiden. Dann aber stimmen Kalorien und Nährstoffe nicht mehr mit den Angaben im Rezept überein.

Was ist »Fett i. Tr.«?

Damit ist das versteckte Fett in den verschiedenen Käsesorten gemeint. Es bedeutet: Fett in der Trockenmasse. Der absolute Fettanteil beträgt jedoch nur etwa die Hälfte bis zwei Drittel der genannten Fettstufe. Beispiel: Edamer = 40% Fett i. Tr., absoluter Fettgehalt = 22%.

»Abwandlung für die übrige Familie«

Nehmen Sie jeweils erst die Diätportion weg. Der Rest des Gerichts wird dann stärker gewürzt oder mit Fett angereichert.

»Das paßt dazu«

Die Hinweise am Schluß vieler Rezepte auf Beilagen, Saucen und Nachspeisen sollen Ihnen helfen, ohne viel Kopfzerbrechen ein geschmacklich und ernährungsphysiologisch gut abgestimmtes Diätmenü zusammenzustellen.

Nachstehend machen wir Ihnen einige Vorschläge für ein ausgewogenes, vollwertiges Frühstück. Damit Sie aber nicht auf diese wenigen Vorschläge festgelegt sind, folgt eine Aufstellung von Getränken und Nahrungsmitteln, jeweils mit Nährstoff- und Kalorienangaben, aus denen Sie auswählen und sich ein Frühstück nach eigenem Geschmack zusammenstellen können.

Frühstück 1

Pro Person: 250 g (1/4 l) Magermilch 20 g Getreideflocken (2 gehäufte Eßl.) oder Cornflakes (6 gehäufte Eßl.) · 5 g Zucker (1 Teel.)

Nährwert: Eiweiß 12 g, Fett –, Kohlenhydrate 34 g, Kalorien 185 (Joule 774).

Abwandlung für die übrige Familie: Statt Magermilch Vollmilch verwenden.

Frühstück 2

Pro Person: 2 Tassen Tee oder Kaffee 10 g Zucker (2 Teel.) · 10 g Kondensmilch mit 7,5% Fett (2 Teel.) · 40 g Brötchen (1 Stück) · 40 g Grahambrot (1 Scheibe) 10 g Diätmargarine oder Butter (2 gestrichene Teel.) · 25 g Schnittkäse mit 30% Fett i. Tr. (1 Scheibe) · 20 g Bienenhonig (2 Teel.)

Nährwert: Eiweiß 15 g, Fett 13 g, Kohlenhydrate 72 g, Kalorien 473 (Joule 1982).

Frühstück 3

Pro Person: 2 Tassen Milchschokolade aus: 250 g Magermilch (2 Tassen = 1/4 l) und 10 g gesüßtem Schokoladenpulver (2 Teel.) 20 g Knäckebrot (2 Scheiben) · 10 g Diätmargarine oder Butter (2 gestrichene Teel.) 60 g (1 weichgekochtes) Hühnerei · 10 g Gelee (1 Teel.)

Nährwert: Eiweiß 21 g, Fett 16 g, Kohlenhydrate 37 g, Kalorien 399 (Joule 1675).

Abwandlung für die übrige Familie: Statt Magermilch Vollmilch verwenden.

Frühstück 4

Pro Person: 1 Portion Flocken-Frischbrei (Rezept Seite 24) · 1 Glas Orangensaft (Seite 63) · 1 Tasse Kaffee oder Tee 5 g Zucker (1 Teel.) · 5 g Kondensmilch mit 7,5% Fett (1 Teel.) · 40 g Mischbrot (1 Scheibe) · 5 g Diätmargarine oder Butter (1 gestrichener Teel.) · 30 g magerer gekochter Schinken (1 Scheibe)

Nährwert: Eiweiß 11 g, Fett 10 g, Kohlenhydrate 27 g, Kalorien 248 (Joule 1036).

Nahrungsmittel und Getränke, mit denen Sie sich ein Frühstück nach eigenem Geschmack zusammenstellen können.

	Eiweiß	Fett	Kohlenhydr.	Kalorien	Joule
10 g Zucker (2 Teel.)	–	–	10 g	40	167
10 g Bienenhonig (1 Teel.)	–	–	8 g	30	128
10 g Marmelade	–	–	7 g	26	109
10 g Kondensmilch mit 7,5% Fett (2 Teel.)	1 g	1 g	1 g	14	57
10 g Trinkmilch mit 3,5% Fett (1 Eßl.)	–	–	1 g	7	28
1 Glas Magermilch (1/4 l)	10 g	–	12 g	87	367
1 Glas fettarme Milch (1/4 l)	10 g	4 g	12 g	112	470
40 g Mischbrot (1 Scheibe)	5 g	–	21 g	101	422
40 g Vollkornbrot (1 Scheibe)	3 g	–	18 g	96	400
25 g Weiß- oder Toastbrot (1 Scheibe)	2 g	–	14 g	69	291
40 g Brötchen (1 Stück)	3 g	–	23 g	111	466
10 g Knäckebrot (1 Scheibe)	1 g	–	8 g	38	159
10 g Zwieback (1 Stück)	1 g	–	8 g	40	169
10 g Butter (2 gestrich. Teel.)	–	8 g	–	77	324
10 g Diätmargarine (2 gestrichene Teel.)	–	8 g	–	76	319
30 g magere Wurst (1 Scheibe)	4 g	10 g	–	108	452
30 g Corned beef (1 Scheibe)	7 g	2 g	–	46	192
30 g magerer gekochter Schinken (1 Scheibe)	6 g	6 g	–	82	344
25 g Käse mit 30% Fett i. Tr. (1 Scheibe)	6 g	4 g	1 g	70	293
30 g Camembert mit 30% Fett i. Tr. (ca. 1/4 Stück)	7 g	4 g	1 g	67	280
30 g Schmelzkäse mit 20% Fett i. Tr. (ca. 1/2 Ecke)	5 g	3 g	3 g	59	247
50 g Quark mit 20% Fett i. Tr. (1 gehäufter Eßl.)	7 g	2 g	2 g	55	230
50 g Magerquark (1 gehäufter Eßl.)	8 g	–	1 g	44	184
1 Hühnerei von ca. 60 g	7 g	6 g	–	88	368

Imbisse, kleine Mahlzeiten

Aprikosen-Toast mit Lachsschinken

Pro Person: 25 g Toastbrot (1 Scheibe) 5 g Diätmargarine oder Butter (1 gestrichener Teel.) · 30 g Lachsschinken (3 dünne Scheiben) · 70 g (5 halbe) Aprikosen aus der Dose · 20 g Schnittkäse mit 30% Fett i. Tr. (1 dünne Scheibe)

Nährwert: Eiweiß 13 g, Fett 9 g, Kohlenhydrate 29 g, Kalorien 267 (Joule 1118).

Das Brot toasten und mit Margarine oder Butter bestreichen. Erst den Schinken, dann die abgetropften Aprikosen darauflegen und den Käse darüberdecken. Den Toast im vorgeheizten Grill 3–5 Minuten überbacken.

Tomaten-Toast mit Rührei

Pro Person: 25 g Toastbrot (1 Scheibe) 5 g Diätmargarine oder Butter (1 gestrichener Teel.) · 60 g (1 mittelgroßes) Hühnerei 1 Prise Knoblauchpulver · Salz nach Geschmack · 1 Teel. fein gehackte Petersilie 80 g (2 mittelgroße) Tomaten · 25 g Schnittkäse mit 30% Fett i. Tr. (1 Scheibe)

Nährwert: Eiweiß 16 g, Fett 14 g, Kohlenhydrate 17 g, Kalorien 279 (Joule 1171).

Das Brot toasten. Die Margarine oder Butter in einer Pfanne schmelzen lassen. Das Ei mit den Gewürzen und der Petersilie verquirlen und bei milder Hitze unter Rühren in etwa 2 Minuten stocken lassen. Das Toastbrot mit der Masse belegen. Die Tomaten überbrühen, abziehen, entkernen und in Streifen schneiden. Die Tomatenstreifen auf dem Rührei verteilen und mit dem Käse abdecken. Den Toast im vorgeheizten Grill 2–3 Minuten überbacken.

Abwandlung für die übrige Familie: Zusätzlich das Rührei in ausgelassenem Speck (1 kleiner Streifen) stocken lassen und 1 kleine, feingewürfelte Zwiebel auf die Tomaten verteilen.

Apfel-Krabben-Toast

Pro Person: 25 g Toastbrot (1 Scheibe) 5 g Diätmargarine oder Butter (1 gestrichener Teel.) · 70 g (1 kleiner) Apfel · 50 g Krabben · 1/2 Teel. Zitronensaft · 1 Prise Zucker Salz nach Geschmack · 25 g Schnittkäse mit 30% Fett i. Tr. (1 Scheibe)

Nährwert: Eiweiß 17 g, Fett 8 g, Kohlenhydrate 23 g, Kalorien 254 (Joule 1065).

Das Brot toasten und mit Margarine oder Butter bestreichen. Den Apfel schälen, halbieren, vom Kerngehäuse befreien und grob raffeln. Den Apfel mit den Krabben vermischen und mit dem Zitronensaft, der Prise Zucker und Salz abschmecken. Das Ganze auf das Toastbrot legen und mit dem Käse abdecken. Den Toast im vorgeheizten Grill 3–4 Minuten überbacken.

Abwandlung für die übrige Familie: Zusätzlich 1 kleine Zwiebel fein würfeln und unter die Apfel-Krabben-Masse mischen. Mit 1 Prise Pfeffer abschmecken.

Schinken-Bananen-Toast

Pro Person: 25 g Toast (1 Scheibe) · 5 g Diätmargarine oder Butter (1 gestrichener Teel.) 20 g gekochter magerer Schinken (1/2 Scheibe) aus der Dose · 50 g (1/2 mittelgroße) Banane · 1 Messerspitze Zimt · 25 g Schnittkäse mit 30% Fett i. Tr. (1 Scheibe)

Nährwert: Eiweiß 13 g, Fett 10 g, Kohlenhydrate 23 g, Kalorien 259 (Joule 1089).

Das Brot toasten und mit dem Fett bestreichen. Den Schinken darauflegen. Die Banane in feine Blättchen schneiden und auf dem Schinken verteilen. Den Zimt darüberstäuben, den Käse darauflegen und den Toast im vorgeheizten Backofen oder Grill 3–5 Minuten überbacken.

Abwandlung für die übrige Familie: Statt Schnittkäse mit 30% Fett i. Tr. kann Käse mit 40 oder 50% Fett verwendet werden.

Pikanter Joghurtbecher

Pro Person: 150 g Magermilchjoghurt (1 Becher) · 1 Teel. Kräuteressig oder Zitronensaft · Salz nach Geschmack · 1 Prise Knoblauchpulver · 1 große Prise Zucker 80 g (2 mittelgroße) Tomaten · 1 Teel. fein gehackte Petersilie

Nährwert: Eiweiß 8 g, Fett –, Kohlenhydrate 9 g, Kalorien 74 (Joule 310).

Den Joghurt mit Essig oder Zitronensaft, den Gewürzen und der Prise Zucker verrühren. Die Tomaten überbrühen, abziehen, entkernen und in Würfel schneiden. Die Tomatenwürfel mit dem Joghurt vermischen und mit Petersilie bestreuen.

Abwandlung für die übrige Familie: Zusätzlich mit Pfeffer würzen und 1 Teel. süße Sahne unterrühren oder statt Magermilchjoghurt Vollmilchjoghurt verwenden.

Flocken-Frischbrei

Zutaten für 4 Personen: 60 g Vollkornhaferflocken (6 Eßl. · 1/4 l Magermilch 100 g (1 mittelgroße) Banane · 100 g (1 mittelgroßer) Apfel · 70 g (1 mittelgroße) Orange 20 g Zitronensaft (2 Eßl.) · 15 g Zucker (3 Teel.)

Nährwert pro Person: Eiweiß 5 g, Fett 1 g, Kohlenhydrate 25 g, Kalorien 132 (Joule 555).

Die Haferflocken in die Milch schütten. Die Banane in feine Blättchen schneiden. Den Apfel schälen, halbieren, vom Kerngehäuse befreien und grob raffeln. Die Orange schälen und filieren. Das vorbereitete Obst, den Zitronensaft und den Zucker unter die Haferflocken mischen. Den Frischbrei zugedeckt etwa 10 Minuten ziehen lassen.

Abwandlung für die übrige Familie: Zusätzlich 1 gehäuften Eßl. fein gehackte Nüsse oder Mandeln und 1 Eßl. süße Sahne unter den Frischbrei mischen.

Käsesalat mit Radieschen und Kapern

Zutaten für 4 Personen: 150 g Schnittkäse mit 30%/0 Fett i. Tr. · 300 g (2 große Bunde) Radieschen · 1 Röhrchen Kapern · 1 Eßl. Kräuteressig · 10 g Diätöl (1 Eßl.) 10 g Zucker (2 Teel.) · Salz und Knoblauchpulver nach Geschmack · 10 g fein gehackte Petersilie (2 gehäufte Eßl.)

Nährwert pro Person: Eiweiß 10 g, Fett 9 g, Kohlenhydrate 6 g, Kalorien 154 (Joule 645).

Den Käse in feine Streifen und die gewaschenen Radieschen in feine Blättchen schneiden. Die Kapern mit heißem Wasser überspülen und abtropfen lassen. Den Käse, die Radieschen und die Kapern miteinander vermischen. Aus dem Essig, 2 Eßl. Wasser, dem Öl, dem Zucker, Salz und Knoblauchpulver eine Marinade bereiten und diese über die Salatzutaten gießen. Den Salat zugedeckt etwa 15 Minuten ziehen lassen. Vor dem Servieren mit der Petersilie bestreuen.

Kräuterjoghurt mit Ei

Pro Person: 20 g (ein halbes) Brötchen 5 g Diätmargarine oder Butter (1 gestrichener Teel.) · 30 g (ein halbes hartgekochtes) Ei 150 g Magermilchjoghurt (1 Becher) 1 Messerspitze milder Senf · Kräuteressig und Salz nach Geschmack · 5 g Zucker 1 Teel.) · 5 g (1 gehäufter Eßl.) Petersilie Dill und Schnittlauch, gemischt und fein geschnitten

Nährwert: Eiweiß 11 g, Fett 7 g, Kohlenhydrate 24 g, Kalorien 218 (Joule 908).

Das Brötchen mit Fett bestreichen und das Ei mit der Schnittfläche auflegen. Aus dem Joghurt, dem Senf, dem Kräuteressig, Salz, dem Zucker und den Kräutern eine Marinade rühren. Ei und Brötchen damit übergießen und sofort servieren.

Abwandlung für die übrige Familie: Statt Magermilchjoghurt Vollmilchjoghurt verwenden, zusätzlich mit weißem Pfeffer würzen und 1 Teel. süße Sahne unterrühren.

Körniger Frischkäse mit Kürbis

Zutaten für 4 Personen: 200 g körniger Frischkäse (1 Becher) · 150 g Magermilchjoghurt (1 Becher) · 220 g eingelegter Kürbis (1 mittelgroßes Glas) · Zimt- und Nelkenpulver nach Geschmack · 5 g Zitronensaft (1 Teel.) · 20 g Zucker (1 gehäufter Eßl.)

Nährwert pro Person: Eiweiß 9 g, Fett 2 g, Kohlenhydrate 10 g, Kalorien 101 (Joule 424).

Den Frischkäse mit dem Joghurt verrühren. Den Kürbis abtropfen lassen, in feine Blättchen schneiden und unter die Masse mischen. Anschließend mit Zimt- und Nelkenpulver, dem Zitronensaft und dem Zucker abschmekken und zugedeckt etwa 1 Stunde durchziehen lassen.

Abwandlung für die übrige Familie: Zusätzlich 3 Eßl. Schlagsahne unterziehen.

Toast mit körnigem Frischkäse und Tomaten

Pro Person: 25 g Toastbrot (1 Scheibe) 5 g Diätmargarine oder Butter (1 gestrichener Teel.) · 50 g körniger Frischkäse (1/4 Becher) 30 g (1 mittelgroße) Tomate · 25 g Schnittkäse mit 30% Fett i. Tr. (1 Scheibe)

Nährwert: Eiweiß 16 g, Fett 10 g, Kohlenhydrate 18 g, Kalorien 241 (Joule 1009).

Das Brot toasten, mit dem Fett bestreichen und mit dem körnigen Frischkäse belegen. Die Tomate überbrühen, abziehen, in Scheiben schneiden und schuppenförmig auf den Frischkäse legen. Mit der Käsescheibe abdekken. Den Toast im vorgeheizten Grill 3–5 Minuten überbacken.

Abwandlung für die übrige Familie: Zusätzlich die Tomatenscheiben pfeffern und mit einer fein gewürfelten Zwiebel belegen. Statt Schnittkäse mit 30% Fett i. Tr. kann ein 40–45%iger verwendet werden.

Toast mit Weintrauben

Pro Person: 25 g Toast (1 Scheibe) 5 g Diätmargarine oder Butter (1 gestrichener Teel.) · 20 g mageres Kasseler (1 dünne Scheibe) · 100 g Weintrauben (etwa 18 Beeren) · 25 g Schnittkäse mit 30% Fett i. Tr. (1 Scheibe)

Nährwert: Eiweiß 13 g, Fett 9 g, Kohlenhydrate 31 g, Kalorien 276 (Joule 1156).

Das Brot toasten und mit dem Fett bestreichen. Erst das Kasseler, dann die halbierten, entkernten Weintrauben darauflegen und den Käse darüberdecken. Den Toast im vorgeheizten Grill 3–5 Minuten überbacken.

Abwandlung für die übrige Familie: Statt Schnittkäse mit 30% Fett i. Tr. kann ein 40 bis 45%iger verwendet werden.

Schokoladen-Buttermilch-Kaltschale

Zutaten für 4 Personen: 1/2 l Trinkmilch mit 3,5% Fett · 1 Prise Salz · 50 g Zucker (2 1/2 gehäufte Eßl.) · 20 g Schokoladenpuddingpulver (2 Eßl.) · 5 g Kakao (1 gehäufter Teel.) · 1/2 l Buttermilch

Nährwert pro Person: Eiweiß 9 g, Fett 6 g, Kohlenhydrate 26 g, Kalorien 192 (Joule 802).

Die Milch mit dem Salz und dem Zucker zum Kochen bringen. Das Puddingpulver und den Kakao mit 4 Eßl. Wasser glattrühren und in die kochende Milch einlaufen lassen. In die abgekühlte Flüssigkeit die Buttermilch einrühren. In tiefen Tellern servieren.

Abwandlung für die übrige Familie: Zusätzlich 3 Eßl. süße Sahne unterrühren. Wird die Kaltschale eisgekühlt serviert, zusätzlich noch 1 gehäuften Eßl. Zucker einstreuen.

Klare Fleischbrühe mit Gemüseeinlage

Zutaten für 4 Personen: $1^1/_4$ l Fleischbrühe (aus Glas oder Päckchen) · 100 g (2 große) Möhren · 50 g (1 Stück) Sellerieknolle Salz und Worcestersauce nach Geschmack 1 Prise Zucker · 5 g fein gehackte Petersilie (1 gehäufter Eßl. · 50 g (1 große) Tomate

Nährwert pro Person: Eiweiß 2 g, Fett –, Kohlenhydrate 3 g, Kalorien 24 (Joule 100).

Die Fleischbrühe nach Vorschrift bereiten und zum Kochen bringen. Die Möhren und die Sellerieknolle putzen und klein würfeln. Das Gemüse bei milder Hitze etwa 10 Minuten in der Brühe garen. Eventuell mit wenig Salz nachwürzen. Mit 1 Schuß Worcestersauce und dem Zucker abschmecken. Dann die Petersilie einstreuen. Zuletzt die Tomate überbrühen, abziehen, entkernen und in Würfel schneiden. Die Tomatenwürfel auf Teller verteilen und mit der Brühe übergießen.

Abwandlung für die übrige Familie: Zusätzlich 2 Scheiben geräucherten Speck würfeln und ausbraten und darin 1 kleine, fein gewürfelte Zwiebel bräunen. Mit Pfeffer würzen.

Möhrencreme-Suppe

Zutaten für 4 Personen: 20 g Instant-Fleischbrühe (1 gehäufter Eßl.) in $1^1/_8$ l Wasser aufgelöst oder dieselbe Menge fettarme Brühe · 1 Lorbeerblatt · 2 Pimentkörner 400 g frische Möhren · 1 Prise Knoblauchpulver · 5 g Zucker (1 Teel.) · 20 g Parmesan mit 30% Fett i. Tr. (4 Teel.)

Nährwert pro Person: Eiweiß 4 g, Fett 1 g, Kohlenhydrate 7 g, Kalorien 63 (Joule 264).

Die Brühe mit dem Lorbeerblatt und den Pimentkörnern zum Kochen bringen. Die Möhren putzen, in kleine Stücke schneiden und in der kochenden Flüssigkeit zugedeckt bei milder Hitze etwa 30 Minuten garen lassen. Das Lorbeerblatt und die Pimentkörner entfernen. Die Suppe ein wenig abkühlen lassen. Die Möhren und einen Teil der Flüssigkeit im Mixer pürieren. Den Möhrenbrei in die restliche Flüssigkeit zurückgießen, nochmals kurz erhitzen und mit Knoblauchpulver, Zucker und eventuell etwas Salz abschmecken. Auf jeden Teller Suppe 1 Teel. Parmesan streuen.

Abwandlung für die übrige Familie: Zusätzlich 3 Eßl. süße Sahne unter die Suppe rühren.

Gebundene Fischsuppe

Zutaten für 4 Personen: 2 l Wasser · Salz nach Geschmack · 2 Lorbeerblätter · 4 Pimentkörner · 4 Pfefferkörner · 1 Nelke 1 kleine Zwiebel · 80 g (2 mittelgroße) Möhren · 400 g Kabeljaufilet, frisch oder tiefgekühlt · 25 g Zitronensaft ($2^1/_2$ Eßl.) 45 g Mehl (3 gehäufte Eßl.) · 125 g saure Sahne (1 Becher) mit 10% Fett · 20 g Zucker (1 gehäufter Eßl.) · 1 Prise Knoblauch- und Pimentpulver · 10 g fein geschnittener Dill (2 gehäufte Eßl.) · 50 g Krabben

Nährwert pro Person: Eiweiß 22 g, Fett 3 g, Kohlenhydrate 16 g, Kalorien 198 (Joule 828).

Das Salzwasser mit den Gewürzen und der nelkenbesteckten Zwiebel zum Kochen bringen. Die Möhren putzen und in das siedende Wasser raffeln. Zugedeckt etwa 5 Minuten leise kochen lassen. Die Kabeljaufilets kalt abspülen beziehungsweise antauen lassen, mit 2 Eßl. Zitronensaft beträufeln und mit Salz bestreuen. Im Sud zugedeckt etwa 10 Minuten ziehen lassen, dann herausholen und warm stellen. Das Mehl mit der Sahne verquirlen und in den Sud einlaufen lassen. 5 Minuten leise kochen lassen. Die Suppe mit dem restlichen Zitronensaft, dem Zucker, Salz sowie Knoblauch- und Pimentpulver abschmecken. Zuletzt den Dill unterrühren. Den Fisch zerpflücken, mit den Krabben auf tiefe Teller verteilen und die heiße Fischsuppe auffüllen. Vor dem Servieren die Lorbeerblätter, die Gewürze und die Zwiebel entfernen.

Abwandlung für die übrige Familie: Zusätzlich die Suppe mit 3 Eßl. süßer Sahne legieren.

Aprikosen-Vanille-Suppe

Bild Seite 34

Zutaten für 4 Personen: 500 g (1 große Dose) Aprikosen mit Flüssigkeit · 1¼ l Wasser · 1 Vanilleschote · 8 g Vanillinzucker (1 Päckchen) · 16 g Vanillesaucenpulver (1 Päckchen) · 1 Prise Salz · 40 g Zucker (2 gehäufte Eßl.) · 10 g Zitronensaft (1 Eßl.)

Nährwert pro Person: Eiweiß 1 g, Fett –, Kohlenhydrate 44 g, Kalorien 179 (Joule 748).

Die Aprikosen mit der Flüssigkeit im Mixer pürieren und mit dem Wasser, dem herausgekratzten Vanillemark und der Schote sowie dem Vanillinzucker zum Kochen bringen. Das Saucenpulver mit 2 Eßl. Wasser glattrühren, in die kochende Flüssigkeit einlaufen lassen und zugedeckt etwa 5 Minuten leise kochen lassen. Danach mit Salz, dem Zucker und dem Zitronensaft abschmecken. Vor dem Servieren die Vanilleschote entfernen. Die Suppe kann warm und kalt gegessen werden.

Das paßt dazu: Quarkklößchen (Rezept Seite 61) als Einlage.

Kalte Apfelmus-Kefir-Sauce

Zutaten für 4 Personen: 250 g Kefir (1 Becher) · 100 g Apfelmus (4 gehäufte Eßl.) 30 g Zitronensaft (3 Eßl.) · 10 g Zucker (2 Teel.) · Salz nach Geschmack · 1 Prise Piment- und Knoblauchpulver

Nährwert pro Person: Eiweiß 3 g, Fett 2 g, Kohlenhydrate 11 g, Kalorien 77 (Joule 325).

Den Kefir mit dem Apfelmus, dem Zitronensaft und dem Zucker glattrühren. Mit Salz und den Gewürzpulvern abschmecken.

Abwandlung für die übrige Familie: Zusätzlich 1 Eßl. süße Sahne unterrühren sowie 1 mittelgroße, sehr fein gewürfelte Zwiebel.

Das paßt dazu: Kartoffeln in der Folie (Rezept Seite 47) oder gekochtes Rindfleisch (Rezept Seite 40).

Kalte Tomatensauce

Zutaten für 4 Personen: 200 g (6 große) Tomaten · 10 g Diätöl (1 Eßl.) · 1/2 Eßl. Kräuteressig · Salz nach Geschmack · 5 g Zucker (1 Teel.) · 40 g Tomatenketchup (2 Eßl.) 10 g fein gehackte Petersilie (2 gehäufte Eßl.)

Nährwert pro Person: Eiweiß 1 g, Fett 2 g, Kohlenhydrate 5 g, Kalorien 49 (Joule 204).

Die Tomaten abziehen, von den Kernen befreien und in feine Streifen schneiden. Aus dem Öl, dem Essig, 4 Eßl. Wasser, dem Salz, dem Zucker und dem Tomatenketchup eine Marinade rühren. Die Tomatenstreifen in die Marinade geben und mit der Petersilie vermischen.

Abwandlung für die übrige Familie: Zusätzlich 1 Eßl. Öl und 1 mittelgroße, fein gewürfelte Zwiebel unter die Sauce rühren und mit weißem Pfeffer würzen.

Das paßt dazu: Schweineschnitzel in der Braten-Klarsichtfolie (Rezept Seite 39) oder Kräuterfisch mit Schinken in der Alufolie (Rezept Seite 38).

Quarkremoulade

Zutaten für 4 Personen: 125 g Magerquark 75 g Magermilchjoghurt (1/2 Becher) 60 g (1 mittelgroßes) weichgekochtes Ei 20 g Zitronensaft (2 Eßl.) · 10 g Zucker (2 Teel.) · Salz und Knoblauchpulver nach Geschmack 50 g (1 sehr große) Tomate 5 g fein gehackte Petersilie (1 gehäufter Eßl.)

Nährwert pro Person: Eiweiß 8 g, Fett 2 g, Kohlenhydrate 5 g, Kalorien 71 (Joule 296).

Den Quark mit dem Joghurt, dem Eigelb, dem Zitronensaft, dem Zucker, dem Salz und dem Knoblauchpulver verrühren. Das Eiweiß sehr klein würfeln. Die Tomate abziehen, von den Kernen befreien und in sehr kleine Würfel schneiden. Eiweiß- und Tomatenwürfel zusammen mit der Petersilie unter den Quark mischen.

Abwandlung für die übrige Familie: Zusätzlich den restlichen 1/2 Becher Joghurt, 1 Teel. Zitronensaft, 1 Eßl. süße Sahne und 1 mittelgroße, klein gewürfelte Zwiebel unter die Remoulade mischen.

Das paßt dazu: Verlorene Eier (Rezept Seite 53) oder Forelle blau (Rezept Seite 37).

Senfsauce

Zutaten für 4 Personen: 20 g Diätmargarine oder Butter (2 gestrichene Eßl.) · 25 g Mehl (2 1/2 gestrichene Eßl.) · 1/2 l fettarme Brühe oder 5 g (1 gehäufter Teel.) Instant-Fleischbrühe in 1/2 l Wasser aufgelöst oder 1/2 l Fischsud · Salz nach Geschmack 10 g Zitronensaft (1 Eßl.) · 10 g Zucker (2 Teel.) · milder Senf nach Geschmack

Nährwert pro Person: Eiweiß 1 g, Fett 4 g, Kohlenhydrate 7 g, Kalorien 73 (Joule 309).

Das Fett zerlaufen lassen und das Mehl darin hell anschwitzen. Mit der Fleischbrühe (oder dem Fischsud) aufgießen. Die Sauce 6–7 Minuten leise kochen lassen. Danach mit Salz, dem Zitronensaft, dem Zucker und dem Senf abschmecken.

Abwandlung für die übrige Familie: Zusätzlich 3 Scheiben geräucherten Speck würfeln, ausbraten und 1 mittelgroße, fein gewürfelte Zwiebel darin bräunen, in die Sauce geben und mit Pfeffer würzen.

Das paßt dazu: gekochtes Rindfleisch (Rezept Seite 40) oder Fischrouladen mit Gemüse-Käse-Füllung (Rezept Seite 37).

Käse-Erbsen-Sauce

Bild Seite 33

Zutaten für 4 Personen: 10 g Diätmargarine oder Butter (1 gestrichener Eßl.) · 25 g Mehl (2 1/2 gestrichene Eßl.) · 1/2 l fettarme Brühe oder 5 g (1 gehäufter Teel.) Instant-Fleischbrühe in 1/2 l Wasser aufgelöst 62 g Schmelzkäse (1 Ecke) mit 30% Fett i. Tr. Salz nach Geschmack · 1 große Prise Zucker 1/2 Teel. Zitronensaft · 140 g sehr feine Erbsen (1 kleine Dose)

Nährwert pro Person: Eiweiß 6 g, Fett 4 g, Kohlenhydrate 8 g, Kalorien 102 (Joule 428).

Das Fett zerlaufen lassen und das Mehl darin kurz anschwitzen. Mit der Fleischbrühe aufgießen und aufkochen lassen. Den Schmelzkäse in Stückchen zugeben. Die Sauce 6–7 Minuten leise kochen lassen. Mit Salz, dem Zucker und dem Zitronensaft abschmecken. Die Erbsen abtropfen lassen und in die heiße Sauce geben. Nochmals kurz aufkochen.

Abwandlung für die übrige Familie: Zusätzlich die Sauce mit 2 Eßl. süßer Sahne legieren.

Das paßt dazu: Hackfleischbällchen aus Tatar und körnigem Frischkäse (Rezept Seite 40) oder gegrillte Kalbsmedaillons (Rezept Seite 39).

Möhrensauce

Bild Seite 51

Zutaten für 4 Personen: 100 g (2 mittelgroße Möhren · 125 g saure Sahne mit 10% Fett (1 Becher) · 150 g Magermilchjoghurt (1 Becher) · Essig oder Zitronensaft, Salz, Knoblauch- und Zwiebelpulver nach Geschmack · 1 Prise Safran · 5 g Zucker (1 Teel.)

Nährwert pro Person: Eiweiß 3 g, Fett 3 g, Kohlenhydrate 6 g, Kalorien 67 (Joule 279).

Die Möhren putzen, waschen und sehr fein reiben. Mit der Sahne und dem Joghurt verrühren. Die Sauce mit Essig oder Zitronensaft, Salz, Knoblauch- und Zwiebelpulver, dem Safran und dem Zucker abschmecken.

Abwandlung für die übrige Familie: Zusätzlich 1 Eßl. süße Sahne und 1 kleine, sehr fein gewürfelte Zwiebel unterrühren.

Das paßt dazu: Filetsteak vom Grill (Rezept Seite 39) oder Verlorene Eier (Rezept Seite 53).

Kopfsalat mit Orangensauce

Zutaten für 4 Personen: 250 g (1 mittelgroßer) Kopfsalat • 120 g Orangensaft (von 2 mittelgroßen saftigen Orangen) • 10 g Zitronensaft (2 Teel.) • 5 g Zucker (1 Teel.) geriebene Orangenschale (ungespritzt) nach Geschmack

Nährwert pro Person: Eiweiß 1 g, Fett –, Kohlenhydrate 5 g, Kalorien 26 (Joule 108).

Den Salat putzen, waschen, zerpflücken und abtropfen lassen. Aus dem Orangensaft, dem Zitronensaft, dem Zucker und der Orangenschale eine Marinade bereiten. Kurz vor dem Servieren die Salatblätter unterheben.

Statt des Kopfsalats können auch Feldsalat (Rapunzel), Chicorée, Chinakohl oder Eissalat verwendet werden.

Das paßt dazu: Filetsteak vom Grill (Rezept Seite 39) oder Lebergulasch mit feinen Erbsen (Rezept Seite 42).

Möhrenfrischkost mit Aprikosen

Zutaten für 4 Personen: 320 g (5 mittelgroße) Möhren • 250 g geschälte Aprikosen (1 mittelgroße Dose) • 10 g Zitronensaft (1 Eßl.) • 10 g Zucker (2 Teel.) • 1 Prise Salz

Nährwert pro Person: Eiweiß 1 g, Fett –, Kohlenhydrate 22 g, Kalorien 91 (Joule 383).

Die Möhren putzen und grob raffeln. Die Aprikosen auf einem Sieb abtropfen lassen. Den Saft aufbewahren. Die Früchte klein würfeln. Aus 6 Eßl. Aprikosensaft, dem Zitronensaft, dem Zucker und der Prise Salz eine Marinade rühren und mit den Möhren und Aprikosen mischen.

Das paßt dazu: Forelle blau (Rezept Seite 37) oder Sauerbraten (Rezept Seite 40).

Rettichsalat

Zutaten für 4 Personen: 400 g (4 große) Rettiche • 200 g (2 mittelgroße) Äpfel 150 g Trinkmilchjoghurt mit 3,5% Fett (1 Becher) • 10 g Zitronensaft (1 Eßl.) 10 g Zucker (2 Teel.)

Nährwert pro Person: Eiweiß 3 g, Fett 1 g, Kohlenhydrate 14 g, Kalorien 79 (Joule 334).

Die Rettiche putzen und grob raffeln. Die Äpfel schälen, vierteln, vom Kerngehäuse befreien und fein reiben. Aus dem Joghurt, dem Zitronensaft und dem Zucker eine Marinade bereiten. Die Rettiche und die Äpfel untermischen. Den Salat zugedeckt kurze Zeit durchziehen lassen.

Abwandlung für die übrige Familie: Zusätzlich 1 Eßl. süße Sahne untermischen.

Das paßt dazu: Kräuterfisch mit Schinken in der Alufolie (Rezept Seite 38) oder süßsaure Nieren (Rezept Seite 41)

In der Käse-Erbsen-Sauce (Rezept Seite 30) schwimmen Hackfleischbällchen aus Tatar und körnigem Frischkäse (Rezept Seite 40). ▷

Kressesalat mit Radieschen

Umschlagbild

*Zutaten für 4 Personen: 150 g Kresse
50 g Radieschen (1 mittelgroßer Bund)
10 g Diätöl (1 Eßl.) • 1 Teel. Essig oder Zitronensaft • 10 g Zucker (2 Teel.)*

Nährwert pro Person: Eiweiß 1 g, Fett 2 g, Kohlenhydrate 6 g, Kalorien 53 (Joule 221).

Die Kresse waschen, abtropfen lassen und eventuell klein schneiden. Die Radieschen putzen, waschen und in feine Blättchen schneiden. Aus dem Öl, dem Essig oder dem Zitronensaft, dem Zucker und 4 Eßl. Wasser eine Marinade bereiten. Kurz vor dem Servieren die Kresse und die Radieschen unterheben.

Abwandlung für die übrige Familie: Zusätzlich 1 Eßl. Öl untermischen.

Das paßt dazu: gekochtes Rindfleisch (Rezept Seite 40) oder Poularde mit Birnenfüllung in der Braten-Klarsichtfolie (Rezept Seite 43).

Feldsalat (Rapunzel)

*Zutaten für 4 Personen: 300 g Feldsalat • 10 g Diätöl (1 Eßl.) • 1–2 Teel. Essig oder Zitronensaft • Salz und Knoblauchpulver nach Geschmack • 5 g Zucker (1 Teel.)
30 g (1 mittelgroße) Tomate • 5 g fein gehackte Petersilie (1 gehäufter Eßl.)*

Nährwert pro Person: Eiweiß 1 g, Fett 2 g, Kohlenhydrate 4 g, Kalorien 45 (Joule 189).

Den Feldsalat putzen und gründlich waschen. Aus dem Öl, dem Essig oder Zitronensaft, Salz, Knoblauchpulver, dem Zucker und 2 Eßl. Wasser eine Marinade rühren. Die Tomate überbrühen, abziehen, halbieren und die Kerne entfernen. Das Fruchtfleisch in kleine Würfel schneiden. Die Tomate und die Petersilie mit der Marinade mischen. Den Feldsalat kurz vor dem Servieren vorsichtig unterheben.

Abwandlung für die übrige Familie: Zusätzlich 1 Eßl. Öl und 1 mittelgroße, klein gewürfelte Zwiebel untermischen.

Das paßt dazu: Fischgulasch mit Tomaten und Champignons (Rezept Seite 37) oder Filetsteak vom Grill (Rezept Seite 39)

Spinatfrischkost mit Banane

*Zutaten für 4 Personen: 200 g frischer Spinat • 70 g Orangensaft (von 1 mittelgroßen Orange) • 10 g Zitronensaft (1 Eßl.)
10 g Zucker (2 Teel.) • 120 g (1 mittelgroße) Banane*

Nährwert pro Person: Eiweiß 1 g, Fett –, Kohlenhydrate 9 g, Kalorien 43 (Joule 182).

Den Spinat waschen, abtropfen lassen und in feine Streifen schneiden. Aus dem Orangensaft, dem Zitronensaft und dem Zucker eine Marinade bereiten. Die Banane in feine Blättchen schneiden. Den Spinat und die Banane mit der Marinade vermischen.

Das paßt dazu: Schweineschnitzel in der Braten-Klarsichtfolie (Rezept Seite 39) oder geschmorte Hasenkeulen (Rezept Seite 44).

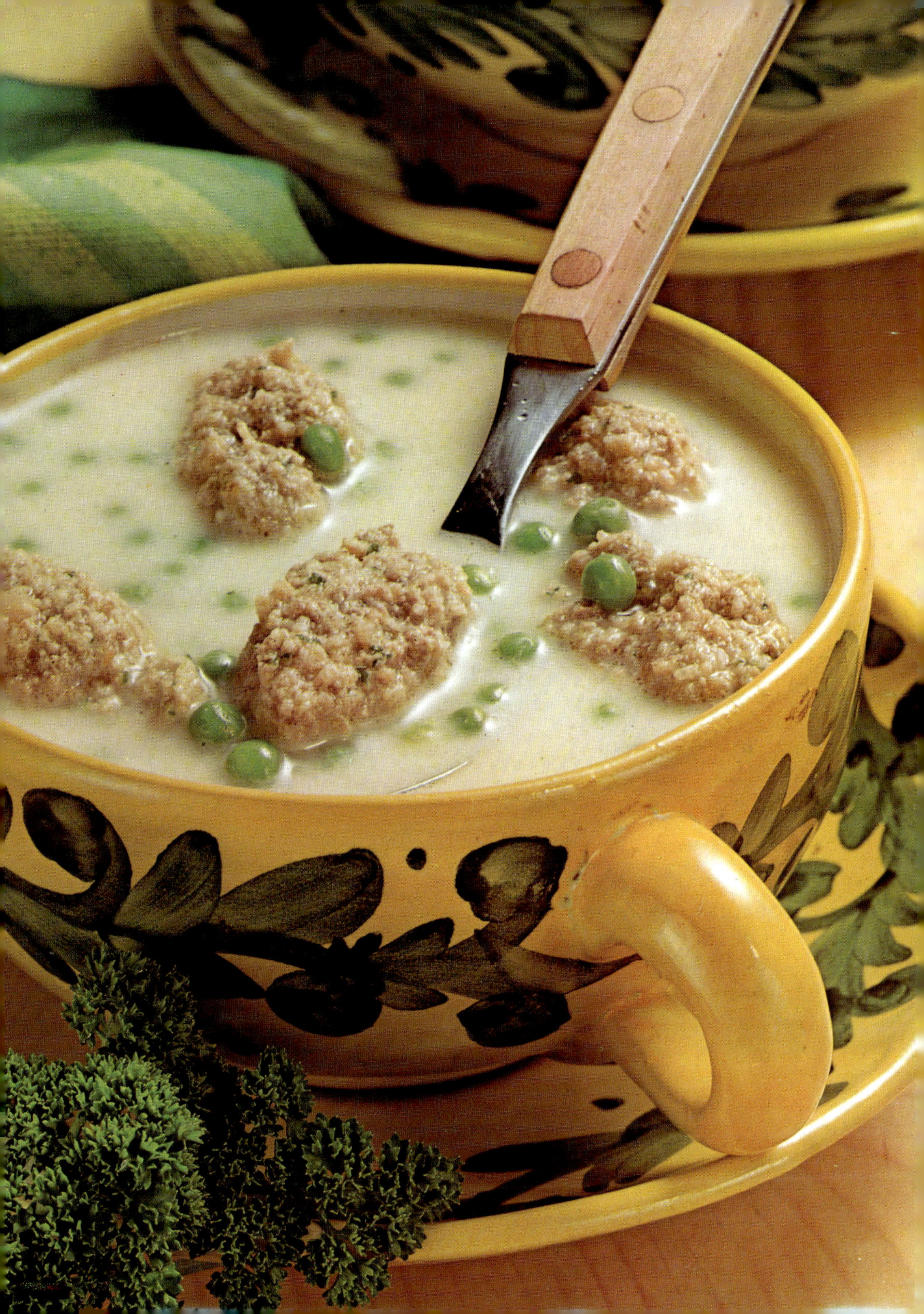

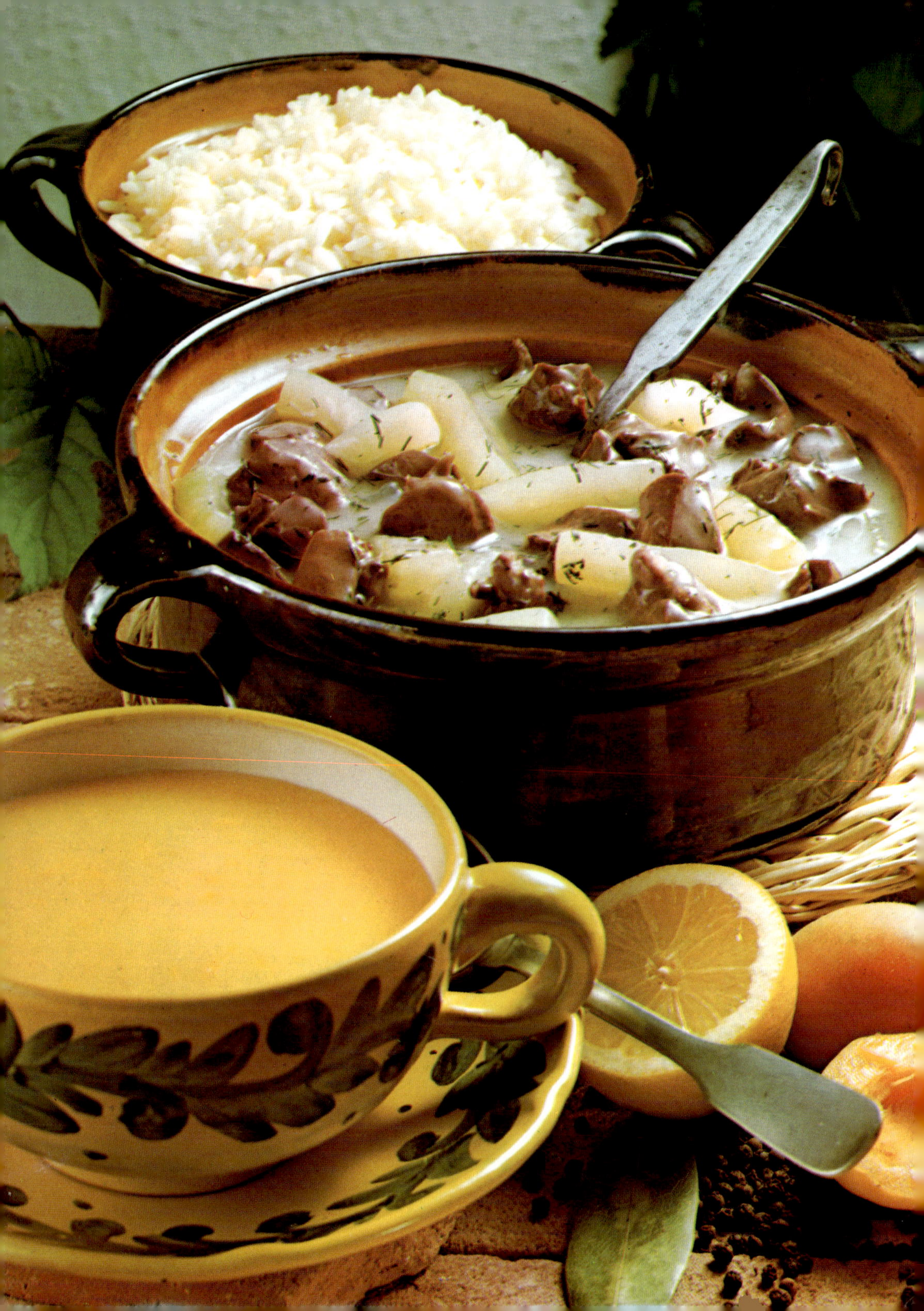

◁ *Vor den Herzwürfeln mit Dillgurken (Rezept Seite 42) gibt es eine Tasse Aprikosen-Vanille-Suppe (Rezept Seite 28).*

Blumenkohl-Apfel-Salat

Zutaten für 4 Personen: 150 g Magermilchjoghurt (1 Becher) • 30 g Zitronensaft (3 Eßl.) • 20 g Zucker (1 gehäufter Eßl.) 1 Prise Salz • 100 g (1 mittelgroßer) Apfel 350 g Blumenkohl (1 mittelgroßer Kopf)

Nährwert pro Person: Eiweiß 3 g, Fett –, Kohlenhydrate 14 g, Kalorien 77 (Joule 323).

Aus dem Joghurt, dem Zitronensaft, dem Zucker und dem Salz eine Sauce rühren. Den Apfel schälen, vom Kerngehäuse befreien, fein reiben und mit der Sauce vermischen. Den Blumenkohl putzen, gründlich waschen und grob raffeln. Die Sauce mit dem Blumenkohl vermengen. Den Salat zugedeckt etwa 10 Minuten durchziehen lassen.

Abwandlung für die übrige Familie: Zusätzlich 1 Eßl. süße Sahne und 1 Eßl. fein gehackte Nüsse oder Mandeln untermischen.

Das paßt dazu: Fischrouladen mit Gemüse-Käse-Füllung (Rezept Seite 38) oder buntes Rührei (Rezept Seite 53).

Spargel-Mandarinen-Salat

Zutaten für 4 Personen: 500 g Spargel, frisch oder aus der Dose • 190 g Mandarinen (1 kleine Dose) • 30 g Zitronensaft (3 Eßl.) 15 g Zucker (3 Teel.)

Nährwert pro Person: Eiweiß 2 g, Fett –, Kohlenhydrate 17 g, Kalorien 80 (Joule 336).

Frischen Spargel putzen und in Salzwasser gar kochen. Die Spargelstangen in etwa zentimeterlange Stücke schneiden und mit den Mandarinen samt Saft vermischen. Mit Zitronensaft und Zucker abschmecken. Den Salat zugedeckt etwa 20 Minuten durchziehen lassen.

Das paßt dazu: gegrillte Kalbsmedaillons (Rezept Seite 39) oder gewürfeltes Putenfleisch mit frischen Kräutern (Rezept Seite 44).

Bunter Gemüsesalat

Zutaten für 4 Personen: 550 g Möhren (1 große Dose) • 275 g Sellerie (1 mittelgroße Dose) • Essig, Salz und Knoblauchpulver nach Geschmack • 15 g Zucker (3 Teel.) • 10 g Diätöl (1 Eßl.) • 50 g fein geschnittene Kresse

Nährwert pro Person: Eiweiß 2 g, Fett 2 g, Kohlenhydrate 16 g, Kalorien 103 (Joule 429).

Die Möhren mit dem Gemüsewasser einmal aufkochen lassen und in eine Schüssel schütten. Die Selleriescheiben abtropfen lassen und klein würfeln. Aus Essig, Salz, Knoblauchpulver, dem Zucker und dem Öl eine Marinade bereiten und unter das Gemüse mischen. Den Salat zudecken und etwa 20 Minuten durchziehen lassen. Vor dem Servieren die Kresse unterziehen.

Abwandlung für die übrige Familie: Zusätzlich 1 Eßl. Öl und 1 mittelgroße, klein gewürfelte Zwiebel untermischen und mit Pfeffer abschmecken.

Das paßt dazu: Hackfleischbällchen aus Tatar und körnigem Frischkäse (Rezept Seite 40) oder Forelle blau (Rezept Seite 37).

Sauerkrautsalat

Zutaten für 4 Personen: 500 g Sauerkraut 125 g ($^1/_8$ l) Apfelsaft · 100 g (1 mittelgroßer) Apfel · 8 g Vanillinzucker (1 Päckchen) 5 g Zucker (1 Teel.) · 1 Prise Salz 1 paar Tropfen Zitronensaft

Nährwert pro Person: Eiweiß 2 g, Fett –, Kohlenhydrate 15 g, Kalorien 72 (Joule 303).

Das Sauerkraut fein schneiden. Den Apfelsaft darübergießen. Den Apfel schälen, vom Kerngehäuse befreien und fein reiben. Das Sauerkraut mit dem Apfel, dem Vanillinzucker, dem Zucker, dem Salz und dem Zitronensaft mischen und etwa 10 Minuten zugedeckt durchziehen lassen.

Das paßt dazu: Schweineschnitzel in der Braten-Klarsichtfolie (Rezept Seite 39) oder Poularde mit Birnenfüllung in der Braten-Klarsichtfolie (Rezept Seite 43).

Champignonsalat

Zutaten für 4 Personen: 150 g saure Sahne mit 10% Fett (1 Becher) · Salz, Essig oder Zitronensaft und Knoblauchpulver nach Geschmack · 1 Prise Zucker · 230 g Champignons (1 mittelgroße Dose) · 500 g Spargel, frisch oder aus der Dose · 100 g (2 mittelgroße) Möhren · 10 g feingehackte Petersilie (2 gehäufte Eßl.)

Nährwert pro Person: Eiweiß 5 g, Fett 4 g, Kohlenhydrate 9 g, Kalorien 93 (Joule 392).

Aus der Sahne, dem Salz, dem Essig oder Zitronensaft, dem Knoblauchpulver und dem Zucker eine Marinade rühren. Die Champignons einmal aufkochen lassen, dann auf ein Sieb schütten und kalt abschrecken. In Blättchen schneiden. Frischen Spargel und Möhren putzen und in 4–5 Tassen Salzwasser in etwa 25 Minuten gar kochen. Anschließend auf einem Sieb abtropfen lassen. Den Spargel in 3 cm lange Stücke, die Möhren in feine Stifte schneiden. Das Gemüse in die Marinade geben und alles gut miteinander vermischen. Den Salat zugedeckt etwa 20 Minuten durchziehen lassen. Evtl. nachwürzen. Mit der Petersilie bestreut servieren.

Abwandlung für die übrige Familie: Zusätzlich 2 Eßl. süße Sahne und 1 Messerspitze weißen Pfeffer unterheben.

Das paßt dazu: Forelle blau (Rezept Seite 37) oder Filetsteak vom Grill (Rezept Seite 39).

Forelle blau

Zutaten für 4 Personen: 680 g (2 Packungen zu je 2 Stück) tiefgekühlte Forellen 20 g Zitronensaft (4 Teel.) · Salz und Essig nach Geschmack · 1 Lorbeerblatt · 3 Pimentkörner · 1 kleine Möhre · 1 mittelgroße Zwiebel · 40 g Diätmargarine oder Butter (4 gestrichene Eßl.) · 10 g fein gehackte Petersilie (2 gehäufte Eßl.)

Nährwert pro Person: Eiweiß 28 g, Fett 11 g, Kohlenhydrate 1 g, Kalorien 234 (Joule 980).

Die Forellen antauen lassen, mit dem Zitronensaft beträufeln und mit Salz einreiben. 3 Tassen Salzwasser mit Essig, dem Lorbeerblatt, den Gewürzkörnern, der Möhre und der Zwiebel, beides kleingeschnitten, in einer Kasserolle zum Kochen bringen und etwa 5 Minuten leise kochen lassen. Gewürze, Möhre und Zwiebel aus dem Sud nehmen, die Forellen nebeneinander hineinlegen und zugedeckt bei milder Hitze 10 Minuten dünsten. Die Forellen aus dem Sud nehmen, von Haut und Gräten befreien, mit dem zerlassenen Fett begießen und mit der Petersilie bestreuen.

Abwandlung für die übrige Familie: Zusätzlich die Forellen mit zerlassener Butter begießen.

Das paßt dazu: Broccoli (Rezept Seite 45) oder Möhrenfrischkost (Rezept Seite 31) und körnig gekochter Reis (Seite 64). Als Nachspeise Ananasgelee (Rezept Seite 59).

Fischrouladen mit Gemüse-Käse-Füllung

Zutaten für 4 Personen: 800 g Seelachsfilet (4 Scheiben) · 30 g Zitronensaft (3 Eßl.) Salz nach Geschmack · 100 g (1 mittelgroße) Möhre · 50 g (1/2 mittelgroße) Sellerieknolle 5 g fein gehackte Petersilie (1 gehäufter Eßl.) 12 g geriebener Parmesan mit 32% Fett i. Tr. (4 gehäufte Teel.) · 10 g Diätmargarine oder Butter (1 gestrichener Eßl.) · 1/2 Teel. Öl zum Auspinseln der Form

Nährwert pro Person: Eiweiß 37 g, Fett 5 g, Kohlenhydrate 2 g, Kalorien 218 (Joule 913).

Die Fischfilets abspülen, trockentupfen, mit Zitronensaft beträufeln und mit Salz einreiben. Die Möhre und die Sellerieknolle putzen, fein raffeln und mit der Petersilie, dem Käse und dem Salz vermischen. Die Filets mit dem Gemüse belegen, aufwickeln und mit Remouladennadeln zustecken. Die Fischrouladen in eine eingeölte feuerfeste Form setzen, mit Margarine- oder Butterflöckchen belegen und zugedeckt auf dem Herd etwa 15 Minuten ziehen lassen.

Abwandlung für die übrige Familie: Zusätzlich kleingewürfelten durchwachsenen Räucherspeck und 1 kleingewürfelte Zwiebel unter die Gemüse-Käse-Füllung mischen.

Das paßt dazu: Feldsalat (Rezept Seite 32) und Bechamelkartoffeln mit Dill (Rezept Seite 48). Als Nachspeise Erdbeerdessert (Rezept Seite 60).

Fischgulasch mit Tomaten und Champignons

Zutaten für 4 Personen: 200 g (7 mittelgroße) Tomaten • 55 g Champignons (1 sehr kleine Dose) • 20 g Diätmargarine oder Butter (2 gestrichene Eßl.) • 1 Lorbeerblatt 2 Pimentkörner • 2 Pfefferkörner • Salz nach Geschmack • 20 g Mehl (2 gestrichene Eßl.) • 10 g Tomatenmark (1 gehäufter Teel.) • 600 g Kabeljaufilet • 20 g Zitronensaft (2 Eßl.) • 1 Prise Zucker • 10 g fein gehackte Petersilie (2 gehäufte Eßl.)

Nährwert pro Person: Eiweiß 27 g, Fett 4 g, Kohlenhydrate 7 g, Kalorien 189 (Joule 791)

Die Tomaten überbrühen, abziehen, entkernen und in Streifen schneiden. Die Champignons abtropfen lassen und in feine Blättchen schneiden. Die Flüssigkeit auffangen. Das Fett in einer Kasserolle zerlaufen lassen und Tomaten und Champignons darin andünsten. Nach etwa 5 Minuten die Pilzflüssigkeit, die Gewürze und das Salz zufügen. Alles zum Kochen bringen. Das Mehl mit 3 Eßl. Wasser und dem Tomatenmark glattrühren und die Flüssigkeit damit binden. Die Kabeljaufilets kalt abspülen, trockentupfen, mit Zitronensaft beträufeln, mit Salz bestreuen und in gleich große Würfel schneiden. Fischwürfel auf die Tomaten-Champignon-Mischung legen und zugedeckt bei milder Hitze in etwa 8 Minuten gar ziehen lassen. Mit Salz, dem Zitronensaft und dem Zucker abschmecken und mit der Petersilie bestreuen. Vor dem Servieren das Lorbeerblatt und die Gewürzkörner entfernen.

Abwandlung für die übrige Familie: Zusätzlich mit 2 Eßl. süßer Sahne legieren und mit Pfeffer würzen.

Das paßt dazu: Spinatfrischkost mit Banane (Rezept Seite 32) und Salzkartoffeln (Seite 64). Als Nachspeise Heidelbeerschnee (Rezept Seite 60).

Kräuterfisch mit Schinken in der Alufolie

Zutaten für 4 Personen: 600 g Kabeljaufilet (4 Scheiben) • 30 g Zitronensaft (3 Eßl.) Salz nach Geschmack • 1 Prise Knoblauchpulver • 60 g magerer gekochter Schinken (4 halbe Scheiben) • 10 g fein gehackte Petersilie (2 gehäufte Eßl.) • 10 g fein geschnittener Dill (2 gehäufte Eßl.) • 1/2 Teel. Diätöl zum Einfetten der Folie

Nährwert pro Person: Eiweiß 28 g, Fett 3 g, Kohlenhydrate 1 g, Kalorien 161 (Joule 678).

Die Fischfilets abspülen, trockentupfen, mit Zitronensaft beträufeln, mit Salz einreiben und mit Knoblauchpulver bestreuen. Auf die Filets den Schinken legen und die Kräuter darauf verteilen. Je 1 Fischfilet in ein Stück eingefettete Folie einschlagen. In einem großen, flachen Topf 2–3 Tassen Wasser zum Kochen bringen, die Folienpaketchen hineinlegen und zugedeckt etwa 10 Minuten bei milder Hitze garen.

Abwandlung für die übrige Familie: Zusätzlich je 1 dünne Scheibe geräucherten Speck auf die Filets legen.

Das paßt dazu: Senfsauce (Rezept Seite 29), Kressesalat mit Radieschen (Rezept Seite 32) und Salzkartoffeln (Seite 64). Als Nachspeise Karamelflammeri (Rezept Seite 60).

Gegrillte Kalbsmedaillons

Zutaten für 4 Personen: 560 g Kalbsmedaillons (8 Stück zu je 70 g) · 20 g Diätöl (4 Teel.) · Salz nach Geschmack

Nährwert pro Person: Eiweiß 22 g, Fett 9 g, Kohlenhydrate –, Kalorien 177 (Joule 739).

Die Medaillons kalt abspülen, trockentupfen und auf beiden Seiten mit dem Öl bepinseln. Im vorgeheizten Grill von jeder Seite 4–5 Minuten grillen. Erst dann salzen.

Abwandlung für die übrige Familie: Zusätzlich mit Pfeffer würzen und Kräuterbutter dazu reichen.

Das paßt dazu: Kopfsalat mit Orangensauce (Rezept Seite 31) und körnig gekochter Reis (Seite 64). Als Nachspeise heißer Vanilleschaum (Rezept Seite 60).

Filetsteak vom Grill

Bild Seite 51

Zutaten für 4 Personen: 600 g Filetsteaks (4 Stück zu je 150 g) · Zwiebelpulver nach Geschmack · 20 g Diätöl (4 Teel.) · Salz nach Geschmack

Nährwert pro Person: Eiweiß 28 g, Fett 11 g, Kohlenhydrate –, Kalorien 235 (Joule 985).

Die Steaks kalt abspülen, trockentupfen, auf beiden Seiten mit Zwiebelpulver bestreuen und mit dem Diätöl bepinseln. Im vorgeheizten Grill von jeder Seite 4–5 Minuten grillen. Erst dann salzen.

Abwandlung für die übrige Familie: Zusätzlich Kräuter- oder Knoblauchbutter reichen.

Das paßt dazu: Broccoli (Rezept Seite 45) oder Rosenkohl (Rezept Seite 45) und Tomatenreis (Rezept Seite 49). Als Nachspeise Ananasgelee (Rezept Seite 59).

Schweineschnitzel in der Braten-Klarsichtfolie

Zutaten für 4 Personen: 600 g Schweineschnitzel (4 Stück zu je 150 g) · Chilipulver nach Geschmack · Salz · 20 g Zitronensaft (4 Teel.)

Nährwert pro Person: Eiweiß 28 g, Fett 10 g, Kohlenhydrate –, Kalorien 216 (Joule 903).

Die Schnitzel abspülen, trockentupfen und mit Chilipulver und Salz von beiden Seiten bestreuen. In der nach Vorschrift verschlossenen Folie im vorgeheizten Backofen bei starker Hitze etwa 30 Minuten garen.

Abwandlung für die übrige Familie: Zusätzlich 3 mittelgroße Zwiebeln in Ringe schneiden, die Schnitzel damit belegen, mit je 1 Teel. Öl begießen und mit Pfeffer bestreuen.

Das paßt dazu: Rettichsalat (Rezept Seite 31) oder buntes Gemüse (Rezept Seite 46) und Salzkartoffeln (Seite 64) oder körnig gekochter Reis (Seite 64) oder Kartoffelpüree (Seite 64). Als Nachspeise Orangen-Joghurt-Creme (Rezept Seite 59).

Sauerbraten

Zutaten für 4 Personen: 1 l Buttermilch 1 Lorbeerblatt · 5 Pfefferkörner · 5 Pimentkörner · Salz nach Geschmack · 1 Schuß Essig · 600 g mageres Rindfleisch aus der Oberschale · 20 g Diätöl (2 Eßl.) · 1 Tasse Wasser oder magere Fleischbrühe 5 g Mehl (1 Teel.) · 10 g Buttermilch (1 Eßl.) 5 g Zitronensaft (1 Teel.) · 1 große Prise Zucker

Nährwert pro Person: Eiweiß 22 g, Fett 21 g, Kohlenhydrate 1 g, Kalorien 312 (Joule 1304)

Aus der Buttermilch, den Gewürzen, Salz und dem Essig eine Marinade bereiten und das Rindfleisch darin unter mehrmaligem Wenden 24 Stunden liegen lassen. Danach das Fleisch aus der Marinade nehmen und trockentupfen. Das Öl in einem flachen Topf heiß werden lassen und das Fleisch darin bei milder Hitze von allen Seiten leicht anbraten. 1 Tasse heißes Wasser oder magere Brühe angießen und das Fleisch zugedeckt etwa $1^1/_2$ Stunden schmoren lassen. Das gare Fleisch herausnehmen und warm stellen. Das Mehl mit der Buttermilch glattrühren und die Bratenflüssigkeit damit binden. Die Sauce einmal aufkochen lassen und mit Zitronensaft, Salz und dem Zucker abschmekken. Das Fleisch in Scheiben schneiden und in der Sauce servieren.

Abwandlung für die übrige Familie: Zusätzlich die Sauce mit 1 Eßl. süßer Sahne legieren.

Das paßt dazu: Kopfsalat mit Orangensauce (Rezept Seite 31) und Kartoffelknödel (Seite 64). Als Nachspeise Bananen-Apfelsalat (Rezept Seite 59).

Gekochtes Rindfleisch

Zutaten für 4 Personen: Salz nach Geschmack · 4 Pfefferkörner · 1 Lorbeerblatt 1 Bund Suppengrün · 600 g mageres Rindfleisch (Brust oder Oberschale)

Nährwert pro Person: Eiweiß 22 g, Fett 16 g, Kohlenhydrate –, Kalorien 259 (Joule 1086).

2 l Salzwasser mit den Gewürzkörnern, dem Lorbeerblatt und dem kleingeschnittenen Suppengrün zum Kochen bringen. Das Rindfleisch kalt abspülen, ins kochende Wasser geben und zugedeckt etwa $1^1/_2$ Stunden garen. In Scheiben geschnitten servieren. Die Brühe wird für eine Sauce verwendet.

Das paßt dazu: Senfsauce (Rezept Seite 29) oder kalte Apfel-Kefir-Sauce (Rezept Seite 28) oder kalte Tomatensauce (Rezept Seite 29), Möhrengemüse (Rezept Seite 46) oder Broccoli (Rezept Seite 45) und Salzkartoffeln (Seite 64). Als Nachspeise Apfelmus mit körnigem Frischkäse und Zimt (Rezept Seite 59).

Hackfleischbällchen aus Tatar und körnigem Frischkäse

Bild Seite 33

Zutaten für 4 Personen: Salz · 1 Lorbeerblatt · 4 Pimentkörner · 4 Pfefferkörner 1 Bund Suppengrün · 200 g Tatar 200 g körniger Frischkäse (1 Becher) 60 g (1 mittelgroßes) Ei · 40 g Semmelbrösel (4 gehäufte Eßl.) · Knoblauchpulver nach Geschmack · 10 g fein gehackte Petersilie (2 gehäufte Eßl.)

Nährwert pro Person: Eiweiß 20 g, Fett 6 g, Kohlenhydrate 8 g, Kalorien 176 (Joule 735).

$1^1/_2$ l Salzwasser mit dem Lorbeerblatt, den Gewürzkörnern und dem geputzten und kleingeschnittenen Gemüse zum Kochen bringen. Aus dem Tatar, dem körnigen Frischkäse, dem Ei, den Semmelbröseln, Salz, dem Knoblauchpulver und der Petersilie einen Fleischteig kneten und 8 Bällchen daraus formen. Die Bällchen ins kochende Wasser legen und zugedeckt etwa 15 Minuten ziehen lassen. Die Brühe für die Sauce verwenden. Die Bällchen in die heiße Sauce legen und zugedeckt 2 Minuten ziehen lassen.

Abwandlung für die übrige Familie: Zusätzlich 2 mittelgroße Zwiebeln fein würfeln und unter die Fleischmasse kneten.

Das paßt dazu: Käse-Erbsen-Sauce (Rezept Seite 30), buntes Gemüse (Rezept Seite 46) und Salzkartoffeln (Seite 64) oder körnig gekochter Reis (Seite 64). Als Nachspeise heißer Vanilleschaum (Rezept Seite 60).

Süßsaure Nieren

Zutaten für 4 Personen: 500 g (etwa 4 große) Schweinenieren · 20 g Diätöl (2 Eßl.) 1 Lorbeerblatt · 2 Wacholderbeeren · 6 Pimentkörner · 2 Pfefferkörner · Salz nach Geschmack · $^1/_4$ l Wasser oder magere Fleischbrühe · 125 g saure Sahne (1 Becher) 10 g Mehl (2 Teel.) · 1 Schuß Essig 5 g Zucker (1 Teel.) · 1 Prise Knoblauchpulver

Nährwert pro Person: Eiweiß 22 g, Fett 15 g, Kohlenhydrate 5 g, Kalorien 219 (Joule 917).

Die Nieren gründlich waschen und etwa 15 Minuten wässern. Dann der Länge nach halbieren, die Gefäße herausschneiden und die Nieren würfeln. Das Öl in einer Kasserolle heiß werden lassen und die Nierenwürfel darin bei milder Hitze von allen Seiten leicht anbraten. Das Lorbeerblatt, die Gewürzkörner und das Salz zufügen. Alles zugedeckt etwa 15 Minuten garen lassen, bis die entstandene Flüssigkeit eingekocht ist. Dann Wasser oder Fleischbrühe zugießen und die Nieren weitere 25 Minuten bei milder Hitze schmoren lassen. Die Sahne mit dem Mehl verquirlen, in die Sauce einlaufen und aufkochen lassen. Mit dem Essig, dem Zucker und dem Knoblauchpulver süßsauer abschmecken. Vor dem Anrichten das Lorbeerblatt und die Gewürzkörner entfernen.

Abwandlung für die übrige Familie: Zusätzlich 1 Eßl. süße Sahne untermischen und mit Pfeffer würzen.

Das paßt dazu: Möhrengemüse (Rezept Seite 46) oder Spargel-Mandarinen-Salat (Rezept Seite 35) und Salzkartoffeln. Als Nachspeise Quarkklöße mit Rhabarbersauce (Rezept Seite 61).

Lebergulasch mit feinen Erbsen

Zutaten für 4 Personen: 500 g Schweineleber · 20 g Diätöl (2 Eßl.) · Salz nach Geschmack · 40 g Tomatenmark (1 gehäufter Eßl.) · 1 Lorbeerblatt · 3 Pimentkörner $^1/_4$ l fettarme Fleischbrühe oder 5 g (1 Teel.) Instant-Fleischbrühe in $^1/_4$ l Wasser aufgelöst · 280 g sehr feine Erbsen (1 kleine Dose) · 10 g Mehl (2 Teel.) · 40 g Trinkmilchjoghurt mit 3% Fett (1 gehäufter

Eßl.) • Knoblauchpulver nach Geschmack 1 Prise Zucker

Nährwert pro Person: Eiweiß 28 g, Fett 11 g, Kohlenhydrate 12 g, Kalorien 288 (Joule 1205).

Die Leber kalt abspülen, trockentupfen und in Würfel schneiden. Das Öl in einer Kasserolle heiß werden lassen, die Leber darin bei milder Hitze leicht anbraten und mit Salz bestreuen. Das Tomatenmark, das Lorbeerblatt sowie die Pimentkörner hinzufügen, die Fleischbrühe angießen und alles zugedeckt etwa 15 Minuten leise kochen lassen. Anschließend die abgetropften Erbsen unter die Leberwürfel mengen. Das Mehl mit dem Joghurt verrühren und die Sauce damit binden. Alles etwa 5 Minuten leise weiterkochen lassen. Mit Knoblauchpulver, Zucker und eventuell Salz abschmecken. Vor dem Anrichten das Lorbeerblatt und die Gewürzkörner entfernen.

Abwandlung für die übrige Familie: Zusätzlich 3 Scheiben durchwachsenen Speck würfeln, ausbraten und unter die Leber mischen. Mit Pfeffer würzen.

Das paßt dazu: Blumenkohl-Apfel-Salat (Rezept Seite 35) und Kartoffelpüree (Seite 64). Als Nachspeise Erdbeerdessert (Rezept Seite 60).

Herzwürfel mit Dillgurken

Bild Seite 34

Zutaten für 4 Personen: 600 g Schweineherzen • Salz nach Geschmack • 3 Pimentkörner • 3 Pfefferkörner • 1 Lorbeerblatt 1 mittelgroße Zwiebel • 500 g (2 mittelgroße) Salatgurken • 1/2 l Fleischbrühe • 20 g Mehl (2 gestrichene Eßl.) • Zwiebelpulver nach Geschmack • 1 Schuß Worcestersauce • 10 g Zukker (2 Teel.) • 15 g Zitronensaft (3 Teel.) 5 g fein geschnittener Dill (1 gehäufter Eßl.)

Nährwert pro Person: Eiweiß 18 g, Fett 7 g, Kohlenhydrate 9 g, Kalorien 213 (Joule 894).

Die Herzen kalt abspülen und von den Gefäßen befreien. Etwa 2 l Salzwasser mit den Gewürzkörnern, dem Lorbeerblatt und der kleingeschnittenen Zwiebel zum Kochen bringen und die Herzen darin zugedeckt knapp 2 Stunden kochen lassen. Dann herausnehmen und in kleine Würfel schneiden. Die Gurken schälen und halbieren, die Kerne mit einem Löffel herauskratzen und die Gurkenhälften in fingerbreite Streifen schneiden. 1/2 l Herzbrühe durchsieben und zum Kochen bringen. Die Gurkenstreifen in die kochende Brühe geben und etwa 15 Minuten bei milder Hitze zugedeckt garen lassen. Das Mehl mit 3 Eßl. Wasser glattrühren und die Gurken damit binden. Die Herzwürfel hinzufügen und alles noch etwa 5 Minuten leise kochen lassen. Mit Zwiebelpulver, Worcestersauce, Zucker, Zitronensaft und eventuell Salz abschmecken und den Dill einstreuen.

Abwandlung für die übrige Familie: Zusätzlich 3 Scheiben durchwachsenen geräucherten Speck würfeln und ausbraten, 2 gewürfelte Zwiebeln darin goldbraun braten und alles unter die Herzwürfel mischen.

Das paßt dazu: Möhrenfrischkost mit Aprikosen (Rezept Seite 31) und Salzkartoffeln (Seite 64). Als Nachspeise Karamelflammeri (Rezept Seite 60).

Geflügel- und Wildgerichte

Hühnerfrikassee mit Spargel

Zutaten für 4 Personen: 500 g gekochtes Hühnerfleisch, frisch oder aus der Dose 270 g Spargelabschnitte (1 mittelgroße Dose) 20 g Diätmargarine oder Butter (2 gestrichene Eßl.) · 30 g Mehl (3 gestrichene Eßl.) 1/4 l magere Hühnerbrühe · Salz und Knoblauchpulver nach Geschmack · 20 g Zitronensaft (2 Eßl.) · 10 g Zucker (2 Teel.) 10 g fein gehackte Petersilie (2 gehäufte Eßl.)

Nährwert pro Person: Eiweiß 32 g, Fett 5 g, Kohlenhydrate 10 g, Kalorien 234 (Joule 983).

Das Hühnerfleisch ohne Haut in Würfel schneiden. Den Spargel zum Abtropfen auf ein Sieb schütten und die Flüssigkeit auffangen. Das Fett in einer Kasserolle zerlaufen lassen, das Mehl darin hell anschwitzen und mit der Hühnerbrühe und der Spargelflüssigkeit auffüllen. Die Sauce etwa 10 Minuten leise kochen lassen, dann mit Salz, Knoblauchpulver, Zitronensaft und Zucker abschmecken. Das Hühnerfleisch und den Spargel in die Sauce geben und darin erhitzen. Zuletzt die Petersilie aufstreuen.

Abwandlung für die übrige Familie: Zusätzlich die Sauce mit 1 Eigelb und 1 Eßl. süßer Sahne legieren.

Das paßt dazu: Möhrenfrischkost mit Aprikosen (Rezept Seite 31) und körnig gekochter Reis (Seite 64). Als Nachspeise Heidelbeerschnee (Rezept Seite 60).

Poularde mit Birnenfüllung in der Braten-Klarsichtfolie

Zutaten für 4 Personen: 1200 g (1 mittelgroße) Poularde · Salz nach Geschmack 300 g (3 mittelgroße) Birnen, frisch oder aus der Dose · 25 g Kirschkonfitüre (1 Eßl.) oder eine andere Konfitüre · 20 g Zitronensaft (4 Teel.) · 1 Messerspitze gemahlener Zimt 5 g Mehl (1 Teel.)

Nährwert pro Person: Eiweiß 23 g, Fett 6 g, Kohlenhydrate 15 g, Kalorien 226 (Joule 948).

Die gewaschene Poularde von innen und außen salzen. Frische Birnen schälen, vierteln, vom Kerngehäuse befreien und klein würfeln. (Birnen aus der Dose abtropfen lassen und würfeln.) Die Birnenwürfel mit der Konfitüre, dem Zitronensaft, dem Zimt und dem Salz vorsichtig vermischen, die Poularde damit füllen und die Bauchöffnung mit einer Rouladennadel zustecken. Die Poularde in der nach Vorschrift verschlossenen Folie im vorgeheizten Backofen bei starker Hitze etwa 1 Stunde garen. Den Bratensaft in eine Kasserolle gießen. Das Mehl mit 1 Eßl. Wasser glattrühren, in die Sauce einlaufen und aufkochen lassen.

Das paßt dazu: Rettichsalat (Rezept Seite 31) oder Feldsalat (Rezept Seite 32) und körnig gekochter Reis (Seite 64). Als Nachspeise Karamelflammeri (Rezept Seite 60) oder Zitronenquark (Rezept Seite 61).

Gewürfeltes Putenfleisch mit frischen Kräutern

Zutaten für 4 Personen: 600 g Putenfleisch (4 Putenschnitzel) · 10 g Diätöl (1 Eßl.) Salz nach Geschmack · Je 1 Prise Knoblauch- und Pimentpulver · 10 g Mehl (2 Teel.) · 40 g saure Sahne (2 Eßl.) 10 g fein gehackte Petersilie (2 gehäufte Eßl.) je 5 g fein geschnittener Dill und fein geschnittene Kresse (je 1 gehäufter Eßl.)

Nährwert pro Person: Eiweiß 23 g, Fett 20 g, Kohlenhydrate 2 g, Kalorien 299 (Joule 1251)

Das Putenfleisch kalt abspülen, trockentupfen und klein würfeln. Das Öl in einer beschichteten Pfanne heiß werden lassen und das Fleisch darin bei milder Hitze von allen Seiten leicht bräunen. Salz und die Gewürzpulver zugeben und 2 Tassen heißes Wasser angießen. Alles zugedeckt etwa 20 Minuten schmoren lassen. Wenn nötig, etwas Flüssigkeit nachgießen. Das Mehl mit der sauren Sahne glattrühren und die Sauce damit binden. Die Kräuter vor dem Servieren unter die Sauce mischen.

Das paßt dazu: Kopfsalat mit Orangensauce (Rezept Seite 31) oder Blumenkohl-Apfel-Salat (Rezept Seite 35) und Salzkartoffeln (Seite 64) oder Tomatenreis (Rezept Seite 49). Als Nachspeise Ananasgelee (Rezept Seite 59).

Geschmorte Hasenkeulen

Umschlagbild

Zutaten für 4 Personen: 800 g (2 große) Hasenkeulen, frisch oder tiefgekühlt · Salz und Chilipulver nach Geschmack 20 g Diätöl (2 Eßl.) · 1 Lorbeerblatt 4 Wacholderbeeren · 4 Pimentkörner 2 Pfefferkörner · 1 kleine Zwiebel · 15 g Mehl (1 gehäufter Eßl.) · 125 g saure Sahne mit 10% Fett (1 Becher) · 5 g Zitronensaft (1 Teel.) · 5 g Zucker (1 Teel.)

Nährwert pro Person: Eiweiß 27 g, Fett 11 g, Kohlenhydrate 5 g Kalorien 253 (Joule 1061)

Die Hasenkeulen kalt abspülen beziehungsweise antauen lassen und trockentupfen. Mit Salz und Chilipulver bestreuen. Das Öl in einem flachen, großen Topf heiß werden lassen und die Keulen darin bei milder Hitze von beiden Seiten leicht anbraten. Die Gewürze und die kleingeschnittene Zwiebel zugeben und alles etwa 1/2 Stunde zugedeckt schmoren lassen. Dann 3 Tassen heißes Wasser angießen. Zugedeckt etwa 1 Stunde weiterschmoren. Die Hasenkeulen herausnehmen, das Fleisch von den Knochen lösen und warm stellen. Das Mehl mit der sauren Sahne glattrühren und die Sauce damit binden. Mit dem Zitronensaft, dem Zucker und eventuell etwas Salz abschmecken. Vor dem Anrichten die Sauce durchsieben und das Fleisch darin nochmals kurz erhitzen.

Abwandlung für die übrige Familie: Zusätzlich 2 Scheiben durchwachsenen geräucherten Speck und 1 große Zwiebel würfeln, goldbraun braten und unter die Sauce mischen. Mit weißem Pfeffer würzen.

Das paßt dazu: Kressesalat mit Radieschen (Rezept Seite 32) oder Rosenkohl (Rezept Seite 45) und Salzkartoffeln (Seite 64) oder Kartoffelklöße (Seite 64). Als Nachspeise heißer Vanilleschaum (Rezept Seite 60) oder Erdbeerdessert (Rezept Seite 60).

Gemüse- und Kartoffelgerichte

Broccoli

*Zutaten für 4 Personen: ¼ l Wasser · Salz
4 Pfefferkörner · 4 Pimentkörner
1 kg Broccoli · 20 g Diätmargarine oder Butter (2 gestrichene Eßl.) · 10 g fein gehackte Petersilie (2 gehäufte Eßl.)*

Nährwert pro Person: Eiweiß 8 g, Fett 4 g, Kohlenhydrate 10 g, Kalorien 122 (Joule 512).

Das Salzwasser mit den Gewürzkörnern zum Kochen bringen. Die Broccolistauden waschen und putzen, dabei die harten Stengelenden abschneiden. Die zarten Stengel kleinschneiden, zusammen mit den jungen Blättern und den kleinen Röschen ins kochende Salzwasser geben und zugedeckt bei milder Hitze etwa 25 Minuten garen. Das Fett in Flöckchen auf den heißen Broccoli verteilen und zerfließen lassen. Wenn nötig, noch mit Salz würzen. Mit der Petersilie bestreut servieren. Die Gewürzkörner vor dem Anrichten entfernen.

Abwandlung für die übrige Familie: Zusätzlich das Gemüse mit 2 Eßl. gebräunter Butter begießen und mit Pfeffer bestreuen.

Das paßt dazu: Poularde mit Birnenfüllung in der Braten-Klarsichtfolie (Rezept Seite 43).

Rosenkohl

*Zutaten für 4 Personen: ¼ l Wasser · Salz
1 kg Rosenkohl, frisch oder tiefgekühlt
20 g Diätmargarine oder Butter (2 gestrichene Eßl.) · Muskat nach Geschmack
10 g fein gehackte Petersilie (2 gehäufte Eßl.)*

Nährwert pro Person: Eiweiß 10 g, Fett 7 g, Kohlenhydrate 15 g, Kalorien 144 (Joule 603)

Das Salzwasser zum Kochen bringen. Den geputzten Rosenkohl ins kochende Wasser geben (tiefgekühlten Rosenkohl unaufgetaut) und zugedeckt etwa 20 Minuten bei milder Hitze garen. Kurz vor Beendigung der Garzeit das Fett zugeben und den Rosenkohl darin schwenken. Mit geriebenem Muskat und, wenn nötig, Salz abschmecken. Das Gemüse mit der Petersilie bestreuen und servieren.

Abwandlung für die übrige Familie: Zusätzlich Semmelbrösel in Butter bräunen und über den Rosenkohl gießen.

Das paßt dazu: Sauerbraten (Rezept Seite 40).

Spinat

Zutaten für 4 Personen: ⅛ l Wasser · 5 Pimentkörner · 900 g (2 Packungen zu je 450 g) tiefgefrorener Spinat · je 1 Prise Chili-, Zwiebel- und Muskatpulver · 1 große Prise Zucker · 20 g Diätmargarine oder Butter (2 gestrichene Eßl.)

Nährwert pro Person: Eiweiß 4 g, Fett 4 g, Kohlenhydrate 4 g, Kalorien 87 (Joule 366).

Das Salzwasser mit den Pimentkörnern zum Kochen bringen, den unaufgetauten Spinat hineingeben und zugedeckt bei milder Hitze etwa 20 Minuten garen. Mit Salz, den Gewürzen und dem Zucker abschmecken. Zuletzt das Fett untermischen.

Abwandlung für die übrige Familie: Zusätzlich 3 Scheiben durchwachsenen Räucherspeck würfeln und ausbraten, 2 gewürfelte Zwiebeln darin bräunen und alles unter den Spinat mischen.

Das paßt dazu: Verlorene Eier (Rezept Seite 53).

Möhrengemüse

Bild Seite 51

Zutaten für 4 Personen: 1/4 l Wasser · Salz 4 Pimentkörner · 1 kg frische Möhren 20 g Diätmargarine oder Butter (2 gestrichene Eßl.) · 10 g Zucker (2 Teel.) · 10 g fein gehackte Petersilie (2 gehäufte Eßl.)

Nährwert pro Person: Eiweiß 2 g, Fett 4 g, Kohlenhydrate 18 g, Kalorien 121 (Joule 507).

Das Salzwasser mit den Pimentkörnern zum Kochen bringen. Die Möhren putzen, waschen und in Würfel oder Stifte schneiden, ins kochende Wasser geben und zugedeckt bei milder Hitze 20–25 Minuten dünsten. Das Fett unter das gare Gemüse mischen. Mit Salz und Zucker abschmecken und die Petersilie aufstreuen. Vor dem Anrichten die Pimentkörner entfernen.

Es können auch französische Karotten genommen werden.

Abwandlung für die übrige Familie: Zusätzlich 2 Eßl. Butter unter das heiße Gemüse mischen.

Das paßt dazu: gekochtes Rindfleisch (Rezept Seite 40).

Buntes Gemüse

Zutaten für 4 Personen: 270 g feine Erbsen (1 mittelgroße Dose) · 280 g gewürfelte Möhren (1 mittelgroße Dose) · 280 g Spargelstücke (1 mittelgroße Dose) · 20 g Diätmargarine oder Butter (2 gestrichene Eßl.) Salz nach Geschmack · 1 große Prise Zucker 10 g fein gehackte Petersilie (2 gehäufte Eßl.)

Nährwert pro Person: Eiweiß 5 g, Fett 4 g, Kohlenhydrate 14 g, Kalorien 117 (Joule 490).

Das Dosengemüse auf ein großes Sieb schütten und abtropfen lassen. Das Gemüsewasser auffangen. Das Fett in einem Topf zerlaufen lassen, das Gemüse hineinfüllen und 1/8 l Gemüseflüssigkeit angießen. Das Gemüse zugedeckt in 5 Minuten heiß werden lassen. Mit Salz und Zucker abschmecken und mit der Petersilie bestreuen.

Abwandlung für die übrige Familie: Zusätzlich 2 Eßl. Butter ans Gemüse geben.

Das paßt dazu: geschmorte Hasenkeulen (Rezept Seite 44).

Schwarzwurzeln

Zutaten für 4 Personen: 1060 g Schwarzwurzeln (2 große Dosen) · 20 g Diätmargarine oder Butter (2 gestrichene Eßl.) 20 g Mehl (2 gestrichene Eßl.) · 10 g Zitronensaft (2 Teel.) · 5 g Zucker (1 Teel.) · Salz nach Geschmack · 10 g fein gehackte Petersilie (2 gehäufte Eßl.)

Nährwert pro Person: Eiweiß 3 g, Fett 4 g, Kohlenhydrate 29 g, Kalorien 171 (Joule 719).

Die Schwarzwurzeln auf ein großes Sieb schütten und abtropfen lassen. Das Gemüsewasser auffangen. Das Fett in einem Topf zerlaufen lassen, das Mehl darin kurz anschwitzen und mit 1/4 l Gemüsewasser aufgießen. Die Sauce einmal aufkochen lassen und mit dem Zitronensaft, dem Zucker und Salz süßsauer abschmecken. Die Schwarzwurzeln in die Sauce geben und zugedeckt bei milder Hitze etwa 10 Minuten leise kochen lassen. Zuletzt die Petersilie einstreuen.

Abwandlung für die übrige Familie: Zusätzlich das Gemüse mit 2 Eßl. süßer Sahne legieren.

Das paßt dazu: Filetsteak vom Grill (Rezept Seite 39).

Kartoffelgemüse mit Äpfeln

Zutaten für 4 Personen: 1/4 l Wasser · Salz nach Geschmack · 1 Lorbeerblatt · 3 Pimentkörner · 3 Pfefferkörner · 5 g Zitronensaft (1 Teel.) · 800 g (20 mittelgroße) Kartoffeln · 500 g (6 mittelgroße) Äpfel 5 g Zucker (1 Teel.) · 1 Prise Knoblauchpulver

Nährwert pro Person: Eiweiß 4 g, Fett –, Kohlenhydrate 54 g, Kalorien 237 (Joule 994).

Das Salzwasser mit den Gewürzen und dem Zitronensaft in einem großen Topf zum Kochen bringen. Die Kartoffeln waschen, schälen, in große Würfel schneiden und in das siedende Wasser geben. Zugedeckt etwa 10 Minuten leise kochen lassen. Die Äpfel schälen, halbieren, vom Kerngehäuse befreien, ebenfalls in große Würfel schneiden und zu den Kartoffeln schütten. 5 Minuten mitgaren. Das Gericht mit Salz, dem Zucker und dem Knoblauchpulver abschmecken. Vor dem Anrichten die Gewürze entfernen.

Abwandlung für die übrige Familie: Zusätzlich 3 Scheiben durchwachsenen Räucherspeck würfeln und ausbraten, 2 gewürfelte Zwiebeln darin bräunen und unter das Gemüse mischen. Mit Currypulver abschmecken.

Das paßt dazu: Schweineschnitzel in der Braten-Klarsichtfolie (Rezept Seite 39).

Kartoffeln in der Folie

Zutaten für 4 Personen: 800 g (20 mittelgroße) Kartoffeln · 10 g Diätöl (1 Eßl.) zum Ausfetten der Folie · Salz und Kümmelpulver nach Geschmack · 20 g Diätmargarine oder Butter (2 gestrichene Eßl.)

Nährwert pro Person: Eiweiß 4 g, Fett 4 g, Kohlenhydrate 30 g, Kalorien 174 (Joule 729).

Die Kartoffeln ungeschält gründlich waschen und bürsten. Für jede Kartoffel ein Stück Alufolie zuschneiden, diese einölen und jede Kartoffel einpacken. Die Kartoffelpäckchen auf ein Blech legen und in den vorgeheizten Backofen auf die Mittelschiene schieben. Bei starker Hitze etwa 35 Minuten backen lassen. In die aufgeplatzten Kartoffeln Salz und Kümmelpulver streuen und Margarine- oder Butterflöckchen daraufsetzen. Man ißt die Kartoffeln mit einem Löffel aus der Schale. Bei Verträglichkeit kann die Schale mitgegessen werden.

Abwandlung für die übrige Familie: Zusätzlich ein paar Butterflöckchen mehr auf die Kartoffeln setzen.

Das paßt dazu: gekochtes Rindfleisch (Rezept Seite 40) mit Quarkremoulade (Rezept Seite 29).

Bechamelkartoffeln mit Dill

Zutaten für 4 Personen: 1/2 l Wasser • Salz nach Geschmack • 1 Lorbeerblatt • 4 Pimentkörner • 4 Pfefferkörner • 1 kg (14 große) Kartoffeln • 30 g Diätmargarine oder Butter (3 gestrichene Eßl.) • 30 g Mehl (3 gestrichene Eßl.) • 1/2 l Magermilch 1 Schuß Worcestersauce • Knoblauchpulver nach Geschmack • 1 große Prise Zucker 10 g fein gehackter Dill (2 gehäufte Eßl.)

Nährwert pro Person: Eiweiß 11 g, Fett 6 g, Kohlenhydrate 59 g, Kalorien 342 (Joule 1433).

Das Salzwasser mit den Gewürzen in einem großen Topf zum Kochen bringen. Die Kartoffeln waschen, schälen, halbieren und etwa 15 Minuten zugedeckt leise kochen lassen. Das Kochwasser abgießen und auffangen. Die Kartoffeln abkühlen lassen und in Scheiben schneiden. Das Fett zerlaufen lassen, das Mehl darin kurz anschwitzen und mit 1/4 l Kochwasser und der Milch aufgießen. Die Sauce 6–7 Minuten leise kochen lassen. Mit Salz, Worcestersauce, Knoblauchpulver und dem Zucker abschmecken. Die Kartoffelscheiben und den Dill untermischen. Vor dem Servieren das Lorbeerblatt und die Gewürzkörner entfernen.

Abwandlung für die übrige Familie: Zusätzlich die Bechamelkartoffeln mit 3 Eßl. süßer Sahne legieren. Mit weißem Pfeffer würzen.

Das paßt dazu: Forelle blau (Rezept Seite 37) oder verlorene Eier (Rezept Seite 53).

Reis- und Grießgerichte

Tomatenreis

Zutaten für 4 Personen: 20 g Diätmargarine oder Butter (2 gestrichene Eßl.) 200 g Brüh- oder Langkornreis · Salz nach Geschmack · 1 Lorbeerblatt · 5 Pimentkörner 5 Pfefferkörner · 40 g Tomatenmark (1 gehäufter Eßl.) · 10 g Instant-Fleischbrühe (2 gehäufte Teel.) · 1 l Wasser · Zwiebelpulver nach Geschmack · 200 g (8 kleine) Tomaten

Nährwert pro Person: Eiweiß 5 g, Fett 5 g, Kohlenhydrate 42 g, Kalorien 240 (Joule 1006).

Das Fett in einer großen Kasserolle zerlaufen lassen und den Reis darin mit Salz, den Gewürzen, dem Tomatenmark und der Instant-Fleischbrühe unter Rühren mit einem Holzlöffel kurz anrösten. 1/2 l heißes Wasser aufgießen und den Reis zugedeckt bei milder Hitze etwa 15 Minuten quellen lassen. Anschließend das restliche Wasser zugießen und den Reis weitere 10 Minuten garen. Mit Salz und Zwiebelpulver abschmecken. Die Tomaten überbrühen, abziehen, von den Kernen befreien und kleinschneiden. Die Tomatenstückchen unter den heißen Reis mischen. Vor dem Anrichten das Lorbeerblatt und die Gewürzkörner entfernen.

Abwandlung für die übrige Familie: Zusätzlich 2 Eßl. Butter unter den Tomatenreis mischen und mit 3 gestrichenen Eßl. geriebenem Käse bestreuen.

Das paßt dazu: Schweineschnitzel in der Braten-Klarsichtfolie (Rezept Seite 39).

Milchreis mit Frischkäse und Zimtzucker

Zutaten für 4 Personen: 1/2 l Trinkmilch mit 3,5% Fett · 1/2 l Magermilch · 1 etwa 6 cm lange Zimtstange · 150 g Milch- oder Rundkornreis (6 gehäufte Eßl.) · 200 g körniger Frischkäse (1 Becher) · 40 g Zucker (4 gestrichene Eßl.) · Zimtpulver nach Geschmack

Nährwert pro Person: Eiweiß 18 g, Fett 7 g, Kohlenhydrate 53 g, Kalorien 355 (Joule 1485).

Die Milch mit der Zimtstange in einer Kasserolle zum Kochen bringen. Den Reis waschen, abtropfen lassen und in die kochende Milch schütten. Zugedeckt etwa 25 Minuten bei milder Hitze quellen lassen. Zwischendurch mit einem Holzlöffel hin und her schieben, damit er sich nicht anlegt. Den garen Reis etwas abkühlen lassen, die Zimtstange entfernen und den Frischkäse untermischen. Auf tiefe Teller verteilen und mit Zucker und Zimt bestreuen.

Abwandlung für die übrige Familie: Zusätzlich mit gebräunter Butter begießen.

Das paßt dazu: als Vorspeise Möhrencreme-Suppe (Rezept Seite 27).

Grießklöße mit Fleischbällchen

Zutaten für 4 Personen: 1 l Wasser · 1 Lorbeerblatt · 5 Pimentkörner · 1 mittelgroße Zwiebel · 200 g Tatar · 30 g Semmelbrösel (3 gehäufte Eßl.) · 5 g fein gehackte Petersilie (1 gehäufter Eßl.) · Salz · 120 g (2 mit-

Zum Filetsteak vom Grill (Rezept Seite 39) ▷ paßt eine pikant abgeschmeckte Möhrensauce (Rezept Seite 30). Wer Möhren besonders liebt, kann auch noch ein Möhrengemüse (Rezept Seite 46), mit Petersilie bestreut, dazu servieren.

telgroße) Eier · 120 g Grieß (6 gehäufte Eßl.) · 1 Prise geriebener Muskat
Marinade: 150 g Magermilchjoghurt (1 Becher) · 5 g Zucker (1 Teel.) · 10 g Zitronensaft (2 Teel.) · 120 g (2 große) Tomaten

Nährwert pro Person: Eiweiß 20 g, Fett 5 g, Kohlenhydrate 33 g, Kalorien 273 (Joule 1142).

Das Salzwasser mit den Gewürzen und der kleingeschnittenen Zwiebel zum Kochen bringen. Aus dem Tatar, den Semmelbröseln, 1/2 Eßl. Petersilie, 4 Eßl. Wasser und dem Salz einen Fleischteig kneten und 20 sehr kleine Bällchen daraus formen. Die Bällchen ins kochende Wasser legen und zugedeckt etwa 5 Minuten ziehen lassen, dann herausnehmen und in eine Schüssel geben. Aus den Eiern, dem Grieß, Salz und Muskat einen Teig rühren und die Masse 30 Minuten ruhen lassen. Mit 2 Teel. 20 kleine Klößchen formen, diese in die kochende Fleischbrühe legen und bei geöffnetem Topf etwa 30 Minuten ziehen lassen. Dann mit einem Schaumlöffel herausheben und zu den Fleischbällchen legen. Aus dem Joghurt, Salz, dem Zucker und dem Zitronensaft eine Marinade rühren. Die Tomaten abziehen, von den Kernen befreien und kleinschneiden. Die Tomatenstückchen mit der Marinade vorsichtig vermischen und diese über die Grießklößchen und Fleischbällchen gießen. Alles miteinander vermengen und etwa 15 Minuten zugedeckt durchziehen lassen. Eventuell etwas nachwürzen. Vor dem Anrichten die restliche Petersilie aufstreuen. Das Gericht wird kalt oder lauwarm gegessen.

Abwandlung für die übrige Familie: Zusätzlich 3 Eßl. süße Sahne und 1 kleingeschnittene Zwiebel untermischen. Nach Geschmack mit 1 Schuß Essig, einer großen Prise Salz und Zucker sowie weißem Pfeffer nachwürzen.

Das paßt dazu: als Vorspeise Aprikosen-Vanille-Suppe (Rezept Seite 28).

Grießschnee mit Preiselbeeren

Zutaten für 4 Personen: 1/4 l Vollmilch mit 3,5% Fett · 1/4 l Magermilch · 70 g Grieß (4 1/2 gehäufte Eßl.) · 200 g Preiselbeeren (1 mittelgroßes Glas) · 5 g Zitronensaft (1 Teel.) · 80 g (2 große) Eiweiße

Nährwert pro Person: Eiweiß 9 g, Fett 3 g, Kohlenhydrate 43 g, Kalorien 236 (Joule 989).

Die Milch in einer Kasserolle zum Kochen bringen. Den Grieß unter Rühren einlaufen lassen und bei milder Hitze etwa 5 Minuten quellen lassen. Den Topf von der Kochplatte nehmen. Die Preiselbeeren und den Zitronensaft unter den heißen Grieß rühren. Die Eiweiße zu steifem Schnee schlagen und unter den Grieß heben. Den Grießschnee auf Dessertteller verteilen und warm oder kalt servieren.

Abwandlung für die übrige Familie: Zusätzlich den Grießbrei mit den zwei Eigelben legieren.

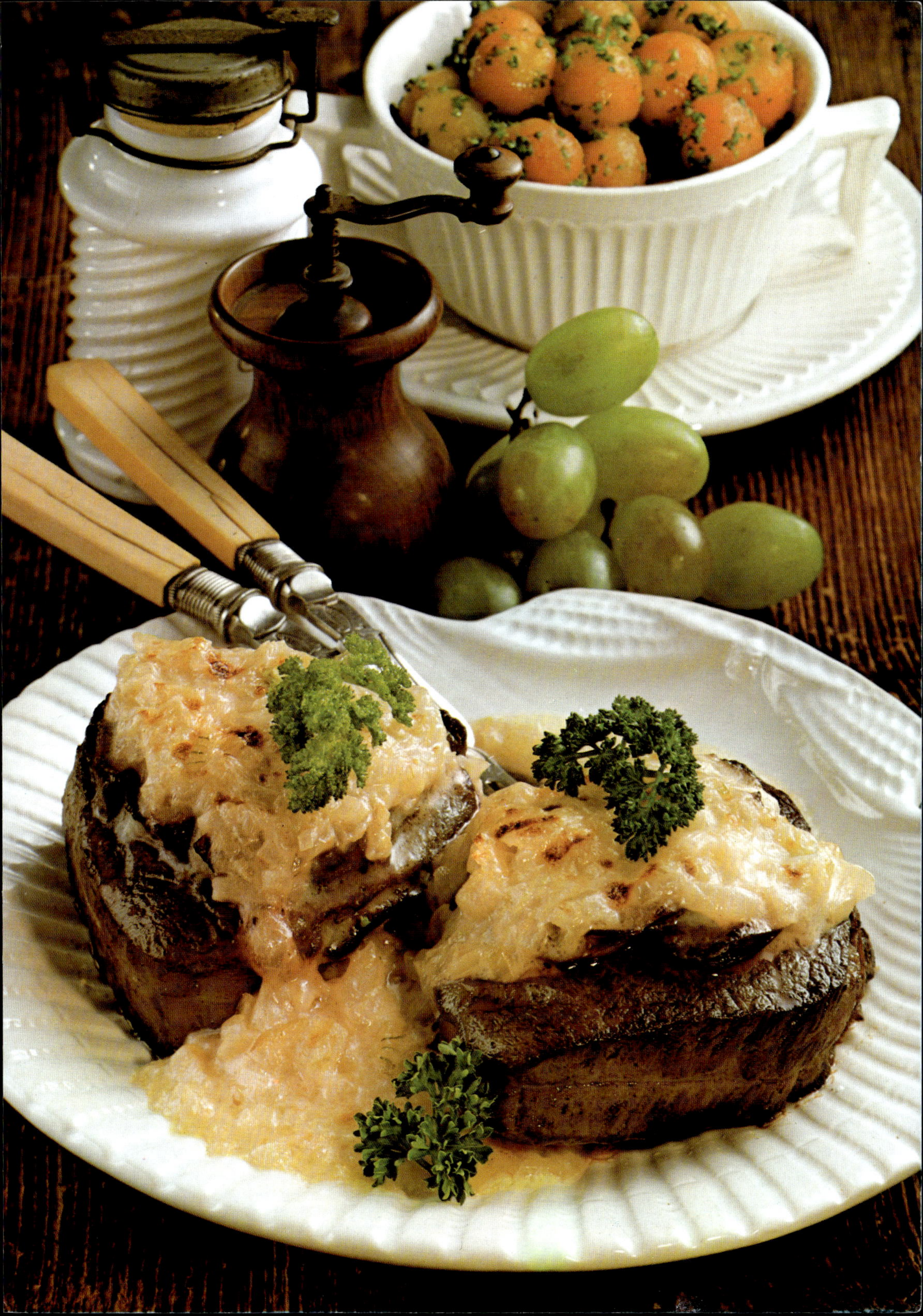

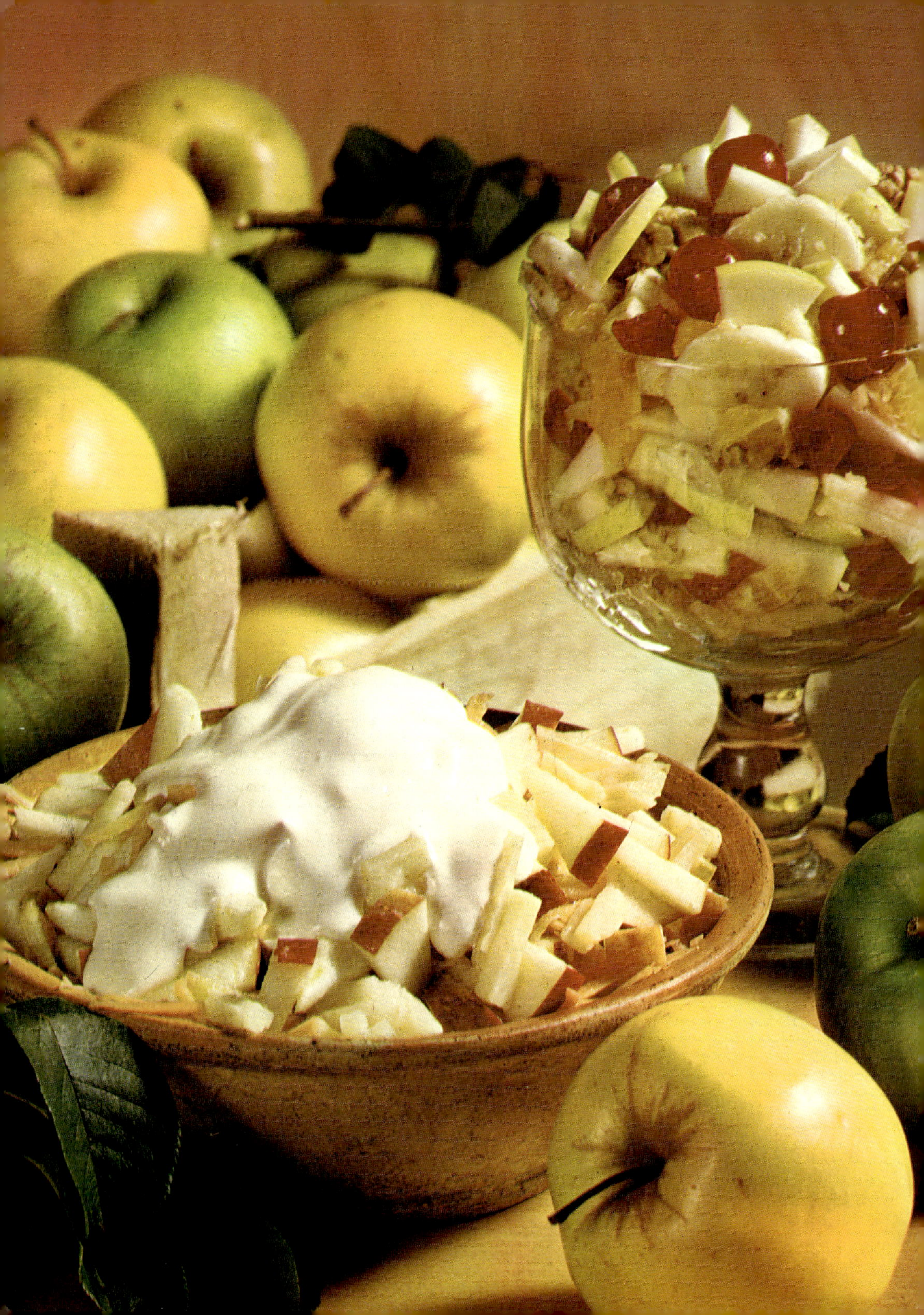

◁ *Der Bananen-Apfel-Salat (Rezept Seite 59) paßt sommers wie winters. Die Äpfel auf dem Bild sollen allerdings nicht zu reichlichem Verzehr der ungeschälten Früchte verleiten. Sie sind nur als Dekoration gedacht.*

Ei- und Nudelgerichte

Buntes Rührei

Pro Person: 5 g Diätöl (1 Teel.) • 20 g (ein etwa 7 cm langes fingerdickes Stück) weißer Porree • 100 g (4 kleine) Tomaten 40 g (1 großes) Eiweiß • 60 g (1 mittelgroßes) Ei • Salz • Zwiebel- und Knoblauchpulver nach Geschmack • 1 Teel. fein gehackte Petersilie

Nährwert pro Person: Eiweiß 12 g, Fett 11 g, Kohlenhydrate 4 g, Kalorien 178 (Joule 747)

Das Öl in einer Pfanne erhitzen. Den Porree gründlich waschen und in feine Streifen schneiden. Die Tomaten abziehen, von den Kernen befreien und kleinschneiden. Das Gemüse etwa 5 Minuten im Fett dünsten. Das Eiweiß und das ganze Ei mit Salz, Zwiebel- und Knoblauchpulver und der Petersilie verquirlen und über das Gemüse gießen. Die Masse etwa 5 Minuten bei milder Hitze stocken lassen, dabei mit einem Holzlöffel leicht bewegen.

Abwandlung für die übrige Familie: Zusätzlich 2 Streifen durchwachsenen Räucherspeck und 1 große Zwiebel würfeln und auch das Porreegrün, feingeschnitten, verwenden. Den Speck im Bratfett auslassen und die Zwiebel und das Gemüse darin hell bräunen. Das zweite Eigelb der Diätportion sollte für die übrige Familie mitverwertet werden.

Verlorene Eier

Zutaten für 4 Personen: 2 l Wasser • Salz und Essig nach Geschmack • 480 g (8 mittelgroße) Eier

Nährwert pro Person: Eiweiß 14 g, Fett 12 g, Kohlenhydrate –, Kalorien 176 (Joule 737).

Das Salzwasser mit dem Essig zum Kochen bringen. Die Eier einzeln in einen Schöpflöffel schlagen und vorsichtig ins Wasser gleiten lassen. Bei milder Hitze 4–5 Minuten ziehen lassen. Dann mit einem Schaumlöffel herausheben.

Das paßt dazu: kalte Apfel-Kefir-Sauce (Rezept Seite 28), Rettichsalat (Rezept Seite 31) und Salzkartoffeln (Seite 64). Als Nachspeise Ananasgelee (Rezept Seite 59).

Pikanter Nudelsalat

Zutaten für 4 Personen: Salz nach Geschmack • 100 g Nudeln (Hörnchen oder Muscheln) • 150 g saure Sahne (1 Becher) 1 Schuß Essig • 5 g Zucker (1 Teel.) 1 große Prise Currypulver • 1 Prise Zwiebelpulver • 150 g (1 großer) Apfel • 100 g deutsches Corned beef am Stück

Nährwert pro Person: Eiweiß 10 g, Fett 6 g, Kohlenhydrate 25 g, Kalorien 207 (Joule 866).

Die Nudeln in reichlich Salzwasser etwa 15 Minuten kochen, kalt abschrecken und abtropfen lassen. Aus der Sahne, dem Salz, Essig, dem Zucker, dem Curry- und Zwiebelpulver eine Marinade rühren. Den Apfel schälen, achteln, vom Kerngehäuse befreien und in feine Blättchen schneiden. Das Corned beef klein würfeln. Alle Zutaten mit der Marinade vermischen. Den Salat zugedeckt etwa 20 Minuten ziehen lassen. Vor dem Servieren nochmals abschmecken.

Abwandlung für die übrige Familie: Zusätzlich 2 Eßl. süße Sahne unterrühren und mit Pfeffer würzen.

Quarkspaghetti mit Aprikosen

Zutaten für 4 Personen: Salz nach Geschmack · 125 g Spaghetti oder Makkaroni 500 g Aprikosenhälften (1 große Dose) 1/8 l Aprikosensaft · 250 g Magerquark 20 g Zucker (1 gehäufter Eßl.) · 1/2 Teel. Zitronensaft

Nährwert pro Person: Eiweiß 16 g, Fett 1 g, Kohlenhydrate 57 g, Kalorien 313 (Joule 1309).

Die Teigwaren in reichlich Salzwasser etwa 15 Minuten kochen, kalt abschrecken und abtropfen lassen. Die Aprikosen auf ein Sieb schütten und den Saft in einer Schüssel auffangen. Den Quark mit dem Saft, dem Zukker und dem Zitronensaft glattrühren. Die Aprikosenhälften kleinschneiden. Die zerkleinerten Spaghetti oder Makkaroni mit den Aprikosenstückchen unter den Quark mischen und zugedeckt etwa 20 Minuten ziehen lassen. Das Gericht wird kalt gegessen.

Abwandlung für die übrige Familie: Zusätzlich 3 Eßl. Schlagsahne untermischen.

Pikante Spaghetti

Zutaten für 4 Personen: 10 g Diätöl (1 Eßl.) 200 g Tatar · 40 g Tomatenmark (2 gestrichene Eßl.) · Salz nach Geschmack 1 Messerspitze Paprikapulver · 1 Lorbeerblatt 4 Pimentkörner · 5 g Mehl (1 gehäufter Teel.) 1/4 l Wasser oder fettarme Fleischbrühe 200 g (1 großer) Pfirsich, frisch oder aus der Dose · 150 g (4 kleine) Tomaten 115 g geschnittene Champignons (1 kleine Dose) je 1 Prise Ingwerpulver und Zucker 1 Stück Ingwer · 500 g Spaghetti oder Makkaroni

Nährwert pro Person: Eiweiß 29 g, Fett 7 g, Kohlenhydrate 99 g, Kalorien 610 (Joule 2553).

Das Öl in einem mittelgroßen Topf erhitzen und darin das Tatar mit dem Tomatenmark, Salz, Paprikapulver, dem Lorbeerblatt, den Pimentkörnern und dem Mehl unter Rühren kurz anbraten. Mit dem Wasser oder der Brühe auffüllen und zugedeckt etwa 5 Minuten leise kochen lassen. Den Pfirsich und die Tomaten überbrühen und abziehen (Dosenpfirsiche abtropfen lassen). Den Pfirsich in feine Blättchen, die Tomaten in dünne Scheiben schneiden und zusammen mit den Champignons und der Champignonflüssigkeit an die Sauce geben. Alles zugedeckt bei milder Hitze etwa 15 Minuten leise kochen lassen. Mit Salz, Ingwerpulver und Zucker abschmecken. Vor dem Servieren das Lorbeerblatt und die Pimentkörner entfernen. 3 l Salzwasser mit dem Stück Ingwer in einem großen Topf zum Kochen bringen und die Teigwaren darin nach Vorschrift garen. Dann kalt abschrecken, mit heißem Wasser überspülen und abtropfen lassen. Die Sauce getrennt dazu reichen.

Abwandlung für die übrige Familie: Zusätzlich die Teigwaren in 3 Eßl. Butter schwenken und mit Parmesan bestreuen.

Möhren-Kohlrabi-Eintopf

Zutaten für 4 Personen: 1½ l Wasser · Salz nach Geschmack · 1 Lorbeerblatt · 5 Pimentkörner · 400 g (5 mittelgroße) Kohlrabi · 500 g (8 mittelgroße) Kartoffeln 400 g Tatar · 120 g (2 mittelgroße) Eier 60 g Semmelbrösel (6 gehäufte Eßl.) 560 g Möhren (1 große Dose) · 1 große Prise Zucker · 10 g fein gehackte Petersilie (2 gehäufte Eßl.)

Nährwert pro Person: Eiweiß 31 g, Fett 10 g, Kohlenhydrate 46 g, Kalorien 390 (Joule 1634).

Das Salzwasser mit dem Lorbeerblatt und den Pimentkörnern zum Kochen bringen. Die Kohlrabi und die Kartoffeln schälen und in Würfel oder Stifte schneiden, in das kochende Salzwasser schütten und zugedeckt etwa 10 Minuten leise kochen lassen. Aus dem Tatar, den Eiern, den Semmelbröseln, 2 Eßl. Wasser und dem Salz einen Fleischteig kneten und 12 Klößchen daraus formen. Die Möhren samt Flüssigkeit zusammen mit den Fleischklößchen ins kochende Gemüse geben. Alles zugedeckt nochmals 15 Minuten garen. Den Eintopf mit Salz und dem Zucker abschmecken. Zuletzt die Petersilie einstreuen. Vor dem Servieren das Lorbeerblatt und die Pimentkörner entfernen.

Abwandlung für die übrige Familie: Zusätzlich 3 Eßl. Butter untermischen und mit Pfeffer würzen.

Das paßt dazu: Als Nachspeise Bananen-Apfel-Salat (Rezept Seite 59).

Kartoffeltopf mit buntem Gemüse

Zutaten für 4 Personen: 2¼ l Wasser · Salz nach Geschmack · 1 Lorbeerblatt · 4 Pimentkörner · 3 Pfefferkörner · 2 Wacholderbeeren · 600 g Rindfleisch (Brust oder Beinscheibe) · 450 g tiefgekühltes Suppengemüse (1 Paket) · 800 g (20 mittelgroße) Kartoffeln · 1 Schuß Worcestersauce Knoblauchpulver nach Geschmack · 1 Prise Zucker · 10 g fein gehackte Petersilie (2 gehäufte Eßl.)

Nährwert pro Person: Eiweiß 27 g, Fett 16 g, Kohlenhydrate 45 g, Kalorien 463 (Joule 1938).

Das Salzwasser mit den Gewürzen zum Kochen bringen. Das Fleisch kalt abspülen, ins kochende Salzwasser geben und zugedeckt bei milder Hitze 1½ Stunden garen. Herausnehmen und warm stellen. Das Suppengemüse unaufgetaut in die Fleischbrühe geben. Die Kartoffeln schälen, in Würfel oder Stifte schneiden, ebenfalls in die Brühe schütten und alles zugedeckt etwa 20 Minuten leise kochen. Mit Salz, Worcestersauce, Knoblauchpulver und Zucker abschmecken. Vor dem Servieren das Lorbeerblatt und die Gewürzkörner entfernen. Die Petersilie aufstreuen. Das Fleisch in Würfel schneiden, auf tiefe Teller verteilen und den Eintopf darüberfüllen.

Das paßt dazu: Als Nachspeise Erdbeerdessert (Rezept Seite 60).

Bunter Gemüsetopf

Zutaten für 4 Personen: 2 l Wasser oder fettarme Fleischbrühe • Salz • 2 Lorbeerblätter • 5 Pimentkörner • 5 Pfefferkörner 500 g Möhren, frisch oder tiefgekühlt 200 g (2 mittelgroße) rote Bete 400 g Porree (2 dicke Stangen) • 400 g (8 mittelgroße) Kartoffeln • 200 g Tatar • 200 g körniger Frischkäse (1 Becher) • 40 g Semmelbrösel (4 gehäufte Eßl.) • Piment- und Zwiebelpulver nach Geschmack • 200 g (4 große Tomaten • 10 g fein gehackte Petersilie (2 gehäufte Eßl.) • 1 Prise Zucker 1 Schuß Worcestersauce

Nährwert pro Person: Eiweiß 24 g, Fett 4 g, Kohlenhydrate 43 g, Kalorien 320 (Joule 1340).

Salzwasser oder Brühe mit den Lorbeerblättern und den Gewürzkörnern zum Kochen bringen. Die Möhren und die roten Bete putzen und waschen und in Würfel oder Stifte schneiden. In die kochende Flüssigkeit geben, tiefgefrorene Möhren unaufgetaut, und zugedeckt bei milder Hitze etwa 15 Minuten leise kochen lassen. Die Porreestangen putzen, dabei das harte Grün abschneiden, der Länge nach halbieren, gründlich waschen und in feine Streifen schneiden. Zu dem kochenden Gemüse geben und alles zugedeckt 10 Minuten leise weiterkochen lassen. Die Kartoffeln schälen, waschen und würfeln. Aus dem Tatar, dem Frischkäse, den Semmelbröseln, 2 Eßl. Wasser, Salz, Piment- und Zwiebelpulver einen Fleischteig kneten und 8 Bällchen daraus formen. Die Kartoffelwürfel und die Fleischbällchen in das kochende Gemüse legen und zugedeckt etwa 15 Minuten ziehen lassen. Die Tomaten überbrühen, abziehen, entkernen und in kleine Stücke schneiden. In den Eintopf geben und zugedeckt etwa 3 Minuten ziehen lassen. Vor dem Servieren die Lorbeerblätter und die Gewürzkörner entfernen und die Petersilie aufstreuen. Den Eintopf mit Salz, Zucker und der Worcestersauce abschmecken.

Abwandlung für die übrige Familie: Zusätzlich 3 Eßl. Butter unter den Eintopf mischen und mit Pfeffer würzen.

Das paßt dazu: als Nachtisch Karamelflammeri (Rezept Seite 60).

Blumenkohl-Auflauf

Zutaten für 4 Personen: 1/2 l Wasser • Salz nach Geschmack • 1 Schuß Trinkmilch 800 g (1 großer Kopf) Blumenkohl 1/4 l Wasser • 1 Lorbeerblatt • 2 Pimentkörner 250 g Hähnchenfleisch (2 Schnitzel) 5 g Diätöl (1 Teel.) zum Ausfetten der Form 10 g Diätmargarine oder Butter (1 gestrichener Eßl.) • 10 g Mehl (1 gestrichener Eßl.) 1 Prise Zucker • 5 g Zitronensaft (1 Teel.) 60 g (1 mittelgroßes) Ei

Nährwert pro Person: Eiweiß 15 g, Fett 7 g, Kohlenhydrate 6 g, Kalorien 162 (Joule 681).

Das Salzwasser mit der Milch zum Kochen bringen. Den Blumenkohl putzen, waschen und halbieren, ins kochende Wasser legen und zugedeckt etwa 25 Minuten bei milder Hitze garen. In einer Kasserolle 1/4 l Salzwasser mit dem Lorbeerblatt und den Pimentkörnern zum Kochen bringen. Die Schnitzel kalt abspülen, ins kochende Salzwasser geben und zugedeckt bei milder Hitze etwa 30 Minuten kochen. Die Auflaufform einölen. Den abgetropften Blumenkohl in die Auflaufform legen. Das gare Fleisch in kleine Würfel schneiden und darüber verteilen. Das Fett zerlaufen lassen, das Mehl darin kurz anschwitzen und mit dem Blumenkohlwasser und der Hühnerbrühe aufgießen. Die Sauce mit Salz, dem Zucker und dem Zitronensaft abschmecken und mit dem Eigelb legieren. Das Eiweiß zu steifem Schnee schlagen und unter die Sauce heben. Fleisch und Blumenkohl damit übergießen. Den Auflauf im vorgehcizten Backofen zugedeckt bei starker Hitze etwa 12 Minuten backen.

Abwandlung für die übrige Familie: Zusätzlich 2 gehäufte Eßl. geriebenen Käse über den Auflauf streuen.

Das paßt dazu: Salzkartoffeln (Seite 64) oder Kartoffelpüree (Seite 64). Als Nachspeise Quarkklöße mit Rhabarbersauce (Rezept Seite 61).

Kartoffel-Gemüse-Auflauf

Zutaten für 4 Personen: 1/4 l Wasser · Salz nach Geschmack · 6 Pimentkörner · 6 Pfefferkörner · 1 Lorbeerblatt · 400 g (7 mittelgroße) Kartoffeln · 200 g (2 große) Möhren 200 g (2 mittelgroße Stangen) Porree 5 g Diätöl zum Auspinseln der Auflaufform 240 g (4 mittelgroße) Eier · Muskat nach Geschmack · 5 g feingeschnittener Schnittlauch (1 gehäufter Eßl.)

Nährwert pro Person: Eiweiß 10 g, Fett 7 g, Kohlenhydrate 25 g, Kalorien 221 (Joule 933).

Das Salzwasser mit den Gewürzkörnern und dem Lorbeerblatt zum Kochen bringen. Die Kartoffeln schälen und in große Würfel schneiden. Die Möhren klein würfeln, den Porree in feine Streifen schneiden. Die Kartoffelwürfel und das Gemüse in das kochende Wasser geben und zugedeckt bei mittlerer Hitze etwa 15 Minuten garen. Die Gewürzkörner und das Lorbeerblatt entfernen. Kartoffeln und Gemüse in eine geölte Auflaufform füllen. Die Eier mit Salz, geriebenem Muskat und Schnittlauch verquirlen und über das Gemüse gießen. Den Auflauf zugedeckt im vorgeheizten Backofen bei starker Hitze etwa 25 Minuten backen.

Abwandlung für die übrige Familie: Zusätzlich 3 Streifen kleingeschnittenen Räucherspeck ausbraten, mit 3 Eßl. süßer Sahne ablöschen und über den Auflauf geben.

Das paßt dazu: als Vorspeise Aprikosen-Vanille-Suppe (Rezept Seite 28).

Reis-Vanille-Apfel-Auflauf

Zutaten für 4 Personen: 100 g Milch- oder Rundkornreis · 1 Prise Salz · 1/4 l Trinkmilch mit 3,5% Fett · 20 g Vanillepuddingpulver (2 gehäufte Eßl.) · 40 g Zucker (2 gehäufte Eßl.) · Vanillemark aus 1/2 Vanilleschote · 400 g (3 große) Äpfel (am besten Boskop) · 80 g (2 große) Eiweiße 5 g Diätöl (1 Teel.) zum Ausfetten der Auflaufform

Nährwert pro Person: Eiweiß 7 g, Fett 4 g,

Kohlenhydrate 49 g, Kalorien 263 (Joule 1102).

Den Reis in reichlich Salzwasser in etwa 15 Minuten körnig kochen. Dann kalt abschrecken und abtropfen lassen. Aus der Milch, dem Puddingpulver, dem Zucker und dem Vanillemark einen Pudding kochen. Den Reis und den Pudding miteinander vermischen. In einem flachen Topf 1 Tasse Wasser mit dem ausgekratzten Mark der Vanilleschote zum Kochen bringen. Die Äpfel schälen, vierteln, vom Kerngehäuse befreien, in feine Blättchen schneiden und darin etwa 5 Minuten zugedeckt dünsten. Dann auf ein Sieb schütten (die Flüssigkeit auffangen, kann man trinken). Die Eiweiße zu steifem Schnee schlagen und unter den Vanillereis heben. Die Hälfte der Masse in die gefettete Auflaufform füllen, die Äpfelblättchen darauf verteilen und den restlichen Reis darüberstreichen. Den Auflauf im vorgeheizten Backofen bei starker Hitze zugedeckt etwa 25 Minuten backen.

Abwandlung für die übrige Familie: Zusätzlich 2 Eigelbe mit 1 gehäuften Eßl. Puderzucker und 1 Eßl. Zitronensaft verrühren. Die Portion für den Diätesser abnehmen, den Auflauf mit der Eigelbmasse bestreichen und nochmals für 10 Minuten ohne Deckel in den Ofen schieben.

Das paßt dazu: als Vorspeise Möhrencreme-Suppe (Rezept Seite 27).

Birnen-Semmel-Auflauf

Zutaten für 4 Personen: 160 g (4 Stück zu 40 g) Semmeln · 230 g Birnen (1 kleine Dose) 40 g Zitronensaft (4 Eßl.) · 120 g (2 mittelgroße) Eier 5 g Diätöl (1 Teel.) zum Ausfetten der Form
Vanillesauce:
1/4 l Vollmilch · 1/4 l Magermilch
16 g Vanillesaucenpulver (1 Päckchen)
20 g Zucker (1 gehäufter Eßl.)

Nährwert pro Person: Eiweiß 11 g, Fett 7 g, Kohlenhydrate 58 g, Kalorien 347 (Joule 1453).

Die Brötchen in kleine Stücke schneiden. Die Birnen abtropfen lassen und den Saft auffangen. Den Birnensaft mit dem Zitronensaft und 1/8 l Wasser verrühren und die Brötchenstücke darin etwa 15 Minuten einweichen. Die Eier in Eiweiße und Eigelbe trennen. Die Eigelbe mit dem Zucker und 2 Eßl. heißem Wasser schaumig rühren und unter die Brötchenmasse mischen. Die Eiweiße zu steifem Schnee schlagen und unterheben. Schichtweise erst die Brötchenmasse, dann die Birnen und zuletzt wieder die Brötchenmasse in die gefettete Form füllen. Den Auflauf im vorgeheizten Backofen bei starker Hitze zugedeckt etwa 45 Minuten backen. Aus der Milch, dem Saucenpulver und dem Zucker nach Vorschrift eine Sauce kochen. Den Auflauf auf flache Teller füllen und die Vanillesauce heiß oder kalt darübergießen.

Abwandlung für die übrige Familie: zusätzlich Butterflöckchen auf den heißen Auflauf setzen. Die Vanillesauce mit 2 Eßl. Schlagsahne legieren.

Ananasgelee

Zutaten für 4 Personen: 316 g Ananasraspeln (2 kleine Dosen) · 20 g Zitronensaft (2 Eßl.) · 6 g gemahlene weiße Gelatine (2 gehäufte Teel.) oder 3 Blatt weiße Gelatine

Nährwert pro Person: Eiweiß 1 g, Fett –, Kohlenhydrate 19 g, Kalorien 81 (Joule 341).

Die Ananasraspeln mit 6 Eßl. Wasser und dem Zitronensaft in einer Schüssel verrühren. Die nach Vorschrift aufgelöste Gelatine untermischen. Die Speise in Dessertschälchen füllen. Im Kühlschrank erstarren lassen, aber nicht eiskalt servieren.

Orangen-Joghurt-Creme

Zutaten für 4 Personen: 300 g Magermilchjoghurt (2 Becher) · 150 g Orangensaft (von 2 saftigen Orangen) · Orangenschale (ungespritzt) nach Geschmack · 20 g Zucker (1 gehäufter Eßl.) · 8 g Vanillinzucker (1 Päckchen) · 4 g gemahlene weiße Gelatine (2 gestrichene Teel.) oder 2 Blatt weiße Gelatine

Nährwert pro Person: Eiweiß 5 g, Fett –, Kohlenhydrate 15 g, Kalorien 81 (Joule 338).

Den Joghurt mit dem Orangensaft, der Orangenschale, dem Zucker und dem Vanillinzucker glattrühren. Die nach Vorschrift aufgelöste Gelatine untermischen. Die Masse in Schälchen füllen und im Kühlschrank erstarren lassen. Nicht eiskalt servieren!

Apfelmus mit körnigem Frischkäse und Zimt

Zutaten für 4 Personen: 360 g gesüßtes Apfelmus (1/2 mittelgroßes Glas) 200 g körniger Frischkäse (1 Becher) · Zimtpulver nach Geschmack

Nährwert pro Person: Eiweiß 7 g, Fett 2 g, Kohlenhydrate 18 g, Kalorien 124 (Joule 522)

Das Apfelmus und den Frischkäse mit einem Holzlöffel verrühren. In Dessertschälchen füllen und mit Zimtpulver bestreuen.

Bananen-Apfel-Salat

Bild Seite 52

Zutaten für 4 Personen: 130 g Sauerkirschen ohne Stein (1 kleine Dose) · 100 g (1 mittelgroße) Orange · 150 g (1 große) Banane 120 g (1 großer mürber) Apfel · 10 g Zucker (2 Teel.) · 5 g Zitronensaft (1 Teel.)

Nährwert pro Person: Eiweiß 1 g, Fett –, Kohlenhydrate 20 g, Kalorien 83 (Joule 349)

Die Kirschen auf ein Sieb schütten und abtropfen lassen. Die Orange filieren. Die Banane schälen und in Scheibchen schneiden. Den Apfel schälen, vierteln, vom Kerngehäuse befreien und in feine Blättchen schneiden. Alles mit dem Zucker und dem Zitronensaft vermischen. Den Obstsalat zugedeckt etwa 20 Minuten durchziehen lassen.

Abwandlung für die übrige Familie: Zusätzlich 1 Schuß Kirschwasser und gehackte Walnüsse untermischen.

Karamelflammeri

Zutaten für 4 Personen: 50 g Zucker (2 1/2 gehäufte Eßl.) · 1/2 l Trinkmilch mit 3,5 % Fett · 43 g Vanillepuddingpulver (1 Päckchen)

Nährwert pro Person: Eiweiß 4 g, Fett 4 g, Kohlenhydrate 28 g, Kalorien 171 (Joule 714).

Von der Milch 4 Eßl. zum Anrühren abnehmen. 2 Eßl. Zucker in einer Kasserolle hell bräunen. Die restliche Milch auf den gebräunten Zucker gießen und unter Rühren zum Kochen bringen. Das Puddingpulver mit der abgenommenen Milch und dem 1/2 Eßl. Zukker verrühren und in die kochende Milch einlaufen lassen. Den Flammeri etwa 2 Minuten kochen lassen und auf Dessertschälchen verteilen.

Abwandlung für die übrige Familie: Zusätzlich 1 Sahnetupfer aufsetzen oder mit Krokant bestreuen.

Heidelbeerschnee

Zutaten für 4 Personen: 130 g Heidelbeeren (1 kleine Dose) · 10 g Zitronensaft (1 Eßl.) 5 g Zucker (1 Teel.) · 4 g gemahlene weiße Gelatine (2 gestrichene Teel.) oder 2 Blatt weiße Gelatine · 40 g (1 großes) Eiweiß

Nährwert pro Person: Eiweiß 2 g, Fett –, Kohlenhydrate 8 g, Kalorien 44 (Joule 183).

Die Heidelbeeren mit der Flüssigkeit in eine Schüssel schütten und mit dem Zitronensaft und dem Zucker abschmecken. Die nach Vorschrift aufgelöste Gelatine untermischen und die Heidelbeeren für etwa 10 Minuten in den Kühlschrank stellen. Wenn die Masse zu stocken beginnt, den steifgeschlagenen Eischnee unterheben. Den Heidelbeerschnee auf Dessertschälchen verteilen.

Erdbeerdessert

Zutaten für 4 Personen: 300 g frische Erdbeeren oder 1 Päckchen tiefgekühlte ungezuckerte · 1/4 l Wasser bzw. Saft von den aufgetauten Erdbeeren und Wasser 30 g Zucker (1 1/2 gehäufte Eßl.) · 16 g Vanillesaucenpulver (1 Päckchen) · ein paar Tropfen Zitronensaft

Nährwert pro Person: Eiweiß –, Fett –, Kohlenhydrate 16 g, Kalorien 71 (Joule 298).

Die Erdbeeren waschen und entstielen bzw. auftauen lassen. Mit 1/4 l Wasser bzw. Saft und Wasser im Mixer pürieren. In einer Kasserolle mit dem Zucker zum Kochen bringen. Das Saucenpulver mit 3 Eßl. Wasser glattrühren und die Erdbeeren damit binden. 2 Minuten kochen lassen und mit Zitronensaft abschmecken. Auf Schälchen verteilen und abkühlen lassen.

Heißer Vanilleschaum

Zutaten für 4 Personen: 1/4 l Trinkmilch mit 3,5 % Fett · 10 g Zucker (2 Teel.) · 8 g Vanillinzucker (1 Päckchen) · 1/2 Vanilleschote

1 Prise Salz · 16 g Vanillesaucenpulver (1 Päckchen) · 40 g (1 großes) Eiweiß

Nährwert pro Person: Eiweiß 3 g, Fett 2 g, Kohlenhydrate 11 g, Kalorien 79 (Joule 330).

Von der Milch 4 Eßl. zum Anrühren abnehmen. Den Rest mit dem Zucker, dem Vanillinzucker, der halbierten Vanilleschote und dem Salz zum Kochen bringen. Das Saucenpulver mit der abgenommenen Milch glattrühren und in die kochende Milch einlaufen lassen. Das Eiweiß steif schlagen und unter die Vanillesauce heben. Die Masse schaumig schlagen und auf Schälchen verteilen.

Abwandlung für die übrige Familie: Zusätzlich das Eigelb untermischen.

Zitronenquark

Zutaten für 4 Personen: 250 g Magerquark · 1/8 l Trinkmilch mit 3,5% Fett 20 g Zucker (1 gehäufter Eßl.) · 10 g Zitronensaft (1 Eßl.) · geriebene Zitronenschale (unbehandelt) nach Geschmack · 3 g gemahlene weiße Gelatine (1 gehäufter Teel.) oder 1 1/2 Blatt Gelatine

Nährwert pro Person: Eiweiß 12 g, Fett 1 g, Kohlenhydrate 8 g, Kalorien 98 (Joule 412).

Den Quark mit der Milch, dem Zucker, dem Zitronensaft und der Zitronenschale glattrühren. Die nach Vorschrift aufgelöste Gelatine untermischen. Die Masse in Schälchen füllen und im Kühlschrank erstarren lassen. Nicht eiskalt servieren!

Quarkklöße mit Rhabarbersauce

Zutaten für 4 Personen: Quarkklöße: 2 l Wasser · Salz nach Geschmack · 60 g (1 mittelgroßes) Ei · 250 g Magerquark 50 g Mehl (5 gestrichene Eßl.) · 20 g Zucker (1 gehäufter Eßl.)

Nährwert pro Person: Eiweiß 13 g, Fett 2 g, Kohlenhydrate 15 g, Kalorien 143 (Joule 598).

Das Salzwasser zum Kochen bringen. Das Ei in Eigelb und Eiweiß trennen. Den Quark mit dem Eigelb, dem Mehl, dem Zucker und 1 Prise Salz glattrühren. Das Eiweiß steif schlagen und unter die Masse heben. Mit 2 Eßl. etwa 12 Klöße abstechen und nacheinander in das kochende Wasser gleiten lassen. Die Klöße etwa 15 Minuten ziehen lassen. Auf Desserttellern anrichten.

Sauce: 1/2 l Wasser · 250 g Rhabarber 40 g Zucker (2 gehäufte Eßl.) · 8 g Vanillinzucker (1 Päckchen) · 16 g Vanillesaucenpulver (1 Päckchen)

Nährwert pro Person: Eiweiß –, Fett –, Kohlenhydrate 17 g, Kalorien 70 (Joule 295).

Das Wasser zum Kochen bringen. Den Rhabarber waschen, kleinschneiden, zusammen mit dem Zucker und dem Vanillinzucker ins kochende Wasser schütten und zugedeckt etwa 10 Minuten garen. Das Saucenpulver mit 3 Eßl. Wasser glattrühren und den Rhabarber damit binden. Die Sauce etwa 2 Minuten leise kochen lassen, dann durch ein Sieb streichen und warm oder kalt über die Quarkklöße gießen.

Wassermelone mit Zitronenjoghurt

Zutaten für 4 Personen: 600 g (eine halbe große) Wassermelone · 500 g Magermilchjoghurt (4 Becher zu 125 g) · 40 g Zitronensaft (4 Eßl.) · geriebene Zitronenschale (unbehandelt) nach Geschmack
60 g Zucker (3 gehäufte Eßl.)

Nährwert pro Person: Eiweiß 8 g, Fett –, Kohlenhydrate 31 g, Kalorien 151 (Joule 632).

Das Fruchtfleisch mit einem Eßlöffel herauslösen, von den Kernen befreien und auf Dessertteller verteilen. Den Joghurt mit dem Zitronensaft, Zitronenschale und dem Zucker verrühren. Die Sauce über die Melonenstücke gießen und sofort servieren.

Abwandlung für die übrige Familie: Zusätzlich 3 Eßl. Schlagsahne unter die Sauce mischen. Wird die Speise eiskalt serviert, dann zusätzlich 1 gehäuften Eßl. Zucker unter die Sauce rühren.

Pfirsich mit Zimtsauce

Zutaten für 4 Personen: 320 g (4 halbe große) Pfirsiche aus der Dose
Zimtsauce:
1/4 l Vollmilch mit 3,5% Fett · 1/4 l Magermilch · 1 kleines Stück Stangenzimt
16 g Vanillesaucenpulver (1 Päckchen)
20 g Zucker (1 gehäufter Eßl.)
Zimtpulver nach Geschmack

Nährwert pro Person: Eiweiß 5 g, Fett 2 g, Kohlenhydrate 29 g, Kalorien 160 (Joule 672)

Die Pfirsiche abtropfen lassen und auf Dessertteller verteilen. Aus der Milch, dem Stangenzimt, dem Saucenpulver und dem Zucker nach Vorschrift eine Sauce kochen. Die Sauce mit Zimtpulver abschmecken. Vor dem Servieren die Zimtstange entfernen. Die Sauce kann heiß oder kalt über die Pfirsiche gegossen werden.

Abwandlung für die übrige Familie: Zusätzlich 2 Eßl. Schlagsahne unter die Sauce rühren.

Mandarinensülze

Zutaten für 4 Personen: 190 g Mandarinen (1 mittelgroße Dose) · 30 g Zitronensaft (3 Eßl.) · 15 g Zucker (3 Teel.)
8 g gemahlene weiße Gelatine (4 gestrichene Teel.) oder 4 Blatt weiße Gelatine

Nährwert pro Person: Eiweiß 2 g, Fett –, Kohlenhydrate 14 g, Kalorien 64 (Joule 211).

Die Mandarinen abtropfen lassen und die Flüssigkeit auffangen. Die Mandarinenflüssigkeit mit Wasser zu 1/4 l auffüllen und mit dem Zitronensaft und dem Zucker verrühren. Die nach Vorschrift aufgelöste Gelatine untermischen. Die Mandarinen auf Dessertschälchen verteilen, die Flüssigkeit darübergießen und im Kühlschrank erstarren lassen. Die Sülze nicht eiskalt servieren!

Abwandlung für die übrige Familie: Die Mandarinensülze mit einem großen Tupfer Schlagsahne, abgeschmeckt mit ein paar Tropfen Cointreau, verzieren.

Getränke und Beilagen

Jedes Frühstück und jeder Imbiß kann durch ein Getränk, jede Hauptmahlzeit durch eine der aufgeführten Beilagen ergänzt werden. Vergessen Sie aber bitte nicht, Getränke oder Beilagen bei der täglichen Nährstoff- und Kalorienberechnung zu berücksichtigen.

150 g Apfelsaft (1 Glas)

Nährwert: Eiweiß –, Fett –, Kohlenhydrate 17 g, Kalorien 71, Joule 297.

150 g Brombeersaft (1 Glas)

Nährwert: Eiweiß –, Fett –, Kohlenhydrate 12 g, Kalorien 53, Joule 221.

150 g Holundersaft (1 Glas)

Nährwert: Eiweiß 3 g, Fett –, Kohlenhydrate 12 g, Kalorien 57, Joule 239.

150 g roter Johannisbeersaft (1 Glas)

Nährwert: Eiweiß 1 g, Fett –, Kohlenhydrate 18 g, Kalorien 75, Joule 314.

150 g schwarzer Johannisbeersaft (1 Glas)

Nährwert: Eiweiß 1 g, Fett –, Kohlenhydrate 20 g, Kalorien 83, Joule 347.

150 g frisch gepreßter Orangensaft (1 Glas)

Nährwert: Eiweiß 1 g, Fett –, Kohlenhydrate 15 g, Kalorien 71, Joule 297.

150 g ungesüßter Orangensaft aus der Dose (1 Glas)

Nährwert: Eiweiß 1 g, Fett –, Kohlenhydrate 17 g, Kalorien 74, Joule 310.

150 g frisch gepreßter Grapefruitsaft (1 Glas)

Nährwert: Eiweiß 2 g, Fett –, Kohlenhydrate 14 g, Kalorien 42, Joule 176.

150 g ungesüßter Grapefruitsaft aus der Dose (1 Glas)

Nährwert: Eiweiß 2 g, Fett –, Kohlenhydrate 15 g, Kalorien 45, Joule 188.

150 g Sanddornbeerensaft (1 Glas)

Nährwert: Eiweiß 2 g, Fett –, Kohlenhydrate (keine exakten Werte vorhanden), Kalorien 39, Joule 164.

150 g Traubensaft (1 Glas)

Nährwert: Eiweiß –, Fett –, Kohlenhydrate 27 g, Kalorien 111, Joule 465.

150 g Möhrensaft (1 Glas)

Nährwert: Eiweiß 1 g, Fett –, Kohlenhydrate 9 g, Kalorien 45, Joule 188.

150 g Sauerkrautsaft (1 Glas)

Nährwert: Eiweiß –, Fett –, Kohlenhydrate 2 g, Kalorien 15, Joule 63.

150 g Tomatensaft (1 Glas)

Nährwert: Eiweiß 2 g, Fett –, Kohlenhydrate 6 g, Kalorien 32, Joule 134.

$^1/_4$ l Buttermilch

Nährwert: Eiweiß 10 g, Fett 3 g, Kohlenhydrate 10 g, Kalorien 90, Joule 378.

175 g Magermilchjoghurt (1 Becher)

Nährwert: Eiweiß 9 g, Fett –, Kohlenhydrate 11 g, Kalorien 75, Joule 314.

Ananasmix

Pro Person: 70 g Ananasraspeln aus der Dose (2 gehäufte Eßl.) oder 1 kleingeschnittene Ananasscheibe · 1 Eßl. Ananassaft 150 g Trinkmilch mit 3,5% Fettgehalt 5 g Zitronensaft (1 Teel.)

Nährwert: Eiweiß 5 g, Fett 5 g, Kohlenhydrate 24 g, Kalorien 167 (Joule 699).

Die Ananasraspeln mit dem Saft, der Trinkmilch und dem Zitronensaft im Mixer verquirlen.

Orangenmilch

Pro Person: 100 g Trinkmilch mit 3,5% Fett 100 g frischgepreßter Orangensaft (von 1 großen Orange) · 5 g Zitronensaft (1 Teel.) 5 g Zucker (1 Teel.)

Nährwert: Eiweiß 5 g, Fett 4 g, Kohlenhydrate 20 g, Kalorien 134 (Joule 560).

Die Milch mit dem Orangensaft, dem Zitronensaft und dem Zucker im Mixbecher kräftig schütteln.

250 g Kefir (1 Becher)

Nährwert: Eiweiß 8 g, Fett 8 g, Kohlenhydrate 7 g, Kalorien 150, Joule 628.

1 Tasse Fleischbrühe
(1 gestrichenen Teel. Instant-Fleischbrühe = 3 g mit knapp 1/4 l heißem Wasser aufgießen)

Nährwert: Eiweiß 1 g, Fett –, Kohlenhydrate –, Kalorien 5, Joule 22.

1 Portion Pellkartoffeln (200 g)

Nährwert: Eiweiß 4 g, Fett –, Kohlenhydrate 30 g, Kalorien 136, Joule 570.

1 Portion Salzkartoffeln (200 g)

Nährwert: Eiweiß 4 g, Fett –, Kohlenhydrate 38 g, Kalorien 170, Joule 712.

1 Portion gekochte Kartoffelknödel
(2 Stück aus 55 g Kartoffelknödelmehl)

Nährwert: Eiweiß 3 g, Fett –, Kohlenhydrate 42 g, Kalorien 185, Joule 776.

Kartoffelpüree

zubereitet aus 1 Packung Püreepulver von 125 g mit 1/2 l Wasser, 1/4 l Trinkmilch und 10 g Diätmargarine oder Butter

Nährwert pro Person: Eiweiß 5 g, Fett 5 g, Kohlenhydrate 28 g, Kalorien 172, Joule 719.

1 Portion Vollreis
(50 g, roh gewogen)

Nährwert: Eiweiß 4 g, Fett 1 g, Kohlenhydrate 37 g, Kalorien 185, Joule 776.

1 Portion polierter Reis
(50 g, roh gewogen)

Nährwert: Eiweiß 4 g, Fett –, Kohlenhydrate 40 g, Kalorien 184, Joule 770.

1 Portion Teigwaren
(Spätzle, Hörnchen und so weiter, 50 g roh gewogen)

Nährwert: Eiweiß 6 g, Fett 1 g, Kohlenhydrate 36 g, Kalorien 195, Joule 816.

Rezept- und Sachregister

Literaturnachweis

Kasper, H.: *Krankenernährung, Grundbegriffe der Ernährungsphysiologie und Diätetik,* München 1973

Brügel, H. (Hsg.): *Ernährungsprobleme bei inneren Krankheiten.* 20. ärztlicher Fortbildungskurs in Bad Kissingen vom 12.–13. Mai 1973. Im Auftrag der Bayer. Landesärztekammer, wissenschaftl. Leitung Prof. Dr. med. H. A. Kühn, Würzburg. Stuttgart/New York 1973.

Bircher J. und U. P. Haemmerli: *Diättherapie bei gastroenterologischen Erkrankungen,* Versuch einer kritischen Stellungnahme. Schweizerische medizinische Wochenschrift 97 (1967), Nr. 50, S. 1687 ff. (Sonderdruck)

Heepe, Fritz: *Die Vitamine in der Diät- und Küchenpraxis,* Darmstadt 1961

Kleine Nährwerttabelle der Deutschen Gesellschaft f. Ernährung e. V., 28. Auflage, Zusammengestellt v. Prof. Dr. W. Wirths, Max-Planck-Institut f. Ernährungsphysiologie, Dortmund. Frankfurt a. Main 1978

Prof. Dr. med. H.-D. Cremer, *Die große Nährwert-Tabelle.* Neuausgabe 1980/81. Gräfe und Unzer Verlag, München.

Nährwertbroschüre 9. Auflage 1979. Union Deutsche Lebensmittelwerke GmbH Dammtorwall 15, 2000 Hamburg 36.

Souci, S. W. und H. Bosch: *Lebensmitteltabellen für die Nährwertberechnung,* Stuttgart 1978.

Schall, Hermann: *Nahrungsmitteltabelle,* 18. Auflage, Leipzig 1962

Wirths, W.: *Calorie-Joule.* Verbraucherdienst, Bundesausschuß f. volkswirtschaftliche Aufklärung e. V., 5 Köln 1, Sachsenring 38, Ausgabe B, 18. Jhrg. 1973, Heft 8.

Jahnke, Karl: *Gesünder leben durch Diät,* Ausgabe 1972. Im Auftrag des Bundesministeriums f. Jugend, Familie und Gesundheit. Bonn, hsg. vom Bundesausschuß f. volkswirtschaftliche Aufklärung, Köln.